Beiträge zur Psychopathologie Band 5

M. Gschwind E. C. Rautenberg

Kriminalpsychopathologie

Springer-Verlag
Berlin Heidelberg New York
London Paris Tokyo

Dr. med., Dr. jur. Martin Gschwind
Professor für Kriminologie, Sozialtherapie und Kriminalpsychopathologie
an der Georg-August-Universität Göttingen
Spezialarzt FMH (CH) für Psychiatrie und Psychotherapie in Basel
Leimenstraße 78, CH-4051 Basel

Dr. jur. Erardo Cristoforo Rautenberg
Staatsanwalt
Travemünder Allee 9, D-2400 Lübeck

ISBN-13: 978-3-540-17478-3 e-ISBN-13: 978-3-642-71856-4
DOI: 10.1007/978-3-642-71856-4

CIP-Kurztitelaufnahme der Deutschen Bibliothek
Gschwind, Martin: Kriminalpsychopathologie/M. Gschwind; E. C. Rautenberg. -
Berlin; Heidelberg; New York; London; Paris; Tokyo: Springer, 1987.
(Beiträge zur Psychopathologie; Bd. 5)
ISBN-13: 978-3-540-17478-3

NE: Rautenberg, Erardo C.:; GT

Gesamtherstellung: Appl, Wemding. 2119/3140-543210

Leopold Szondi (1893–1986) zum Gedenken

Vorwort

Die letzte deutschsprachige „Kriminalpsychopathologie" ist von Karl Birnbaum im Jahre 1931 verfaßt worden. Es handelt sich um eine Anwendung der damaligen deutschen Psychiatrie auf die Phänomene des Verbrechens. Ein derartiges Vorgehen ist heute nicht mehr ausreichend. Kriminalpsychopathologie darf sich nicht in Kriminalpsychiatrie erschöpfen, sondern muß als eigenständige Disziplin verstanden werden, welche die Erkenntnisse der gesamten Psycho-, Bio- und Soziowissenschaften auswertet. Zur Bestimmung ihres Bereiches hat sich Kriminalpsychopathologie mit Normativitäten zu befassen. Daher stehen *kriminalisierende und pathologisierende Normativität* als erkenntnistheoretische Gesichtspunkte an vorderster Stelle.

Dieses Buch wendet sich an den in der Praxis stehenden Strafjuristen und Kriminalisten. Es handelt sich nicht um ein Lehrbuch. Erreicht werden soll ein Einstieg in das schwer überschaubare Gebiet der Kriminalpsychopathologie vornehmlich unter dem wesentlichen Gesichtspunkt der *Gefährlichkeit*.

Dem vorgelegten Text liegt eine jahrzehntelange Beschäftigung und Erfahrung mit den bearbeiteten Problemen zugrunde. Mein ehemaliger Doktorand E. C. Rautenberg ist in mehrjähriger Zusammenarbeit in die Rolle des Mitautors hineingewachsen.

Besonderer Dank gebührt Frau Oberstaatsanwältin Dagmar Pohl-Laukamp, Justizministerium Kiel, für die kritische Durchsicht des Manuskriptes.

Göttingen, März 1987 Martin Gschwind

Inhaltsverzeichnis

A. Zugänge zum Problem: Die doppelte Normativität

Kriminalisierende Normativität 3
Pathologisierende Normativität 6
Inkongruenz der Systeme: Kriminalisierende und pathologisierende Denkweisen im psychopathologischen Bereich 13
Sinn und Zweck der Systeme: Bewältigung der Gefährlichkeitsproblematik 16

B. Theoretische Grundlagen

Entwicklung der Kriminalpsychopathologie 23
Erläutertes Persönlichkeitsschema nach dem Prinzip der Trennung von Struktur, Inhalt und Funktion 34
Kriminalätiologie, Kriminogenese und Kriminodynamik 45
Die Gesichtspunkte krank, abartig und gesund 56
- Das Überschneidungsmodell 56
- Psychiatrische Einteilungen 60
- Die Triebsystematik Szondis 63
- Tiefenpsychologisches Triebentwicklungsschema 67

C. Praktische Grundlagen

Allgemeines zur psychopathologischen Betrachtung von Kriminalfällen . . 83
Konkretisierende Fallskizzen 85

Literatur 113

A. Zugänge zum Problem: Die doppelte Normativität

Kriminalisierende Normativität

Kriminalisiertes Verhalten als Abweichung von strafrechtlichen Normen

Als Terminus für den Gegenstand wird hier die „Abweichung“ und nicht der üblichere Begriff „Überschreitung“ oder „Verletzung“ von strafrechtlichen Normen gewählt, weil Analogisierbarkeit zu anderen, nicht gesetzlich fixierten Normativsystemen, wie z. B. „Normalität“, „Abartigkeit“, „Krankheit“ usw., gewahrt bleiben soll.

Kriminalisierende Normativität begründet aus kulturellen, rechtsphilosophischen bis hin zu konkreten sozialtechnischen Notwendigkeiten ein im Ergebnis positivrechtliches System von gesetzlich vorgeschriebenen Geboten und Verboten mit entsprechenden Sanktionen.

Die Kriminalisierten sind die Betroffenen dieses Systems. Bezeichnungen wie Verbrecher, Delinquenten oder auch nur Täter im Sinne eines „Tatbestanderfüllers“ lassen spüren, wie weit die Fokussierung auf etwas Spezielles hin in einem sozial oft nicht mehr bewußten Selektionsvorgang gediehen ist. Die kriminalisierende Erfassung eines Rechtsbrechers verändert zwangsläufig seine Existenzform innerhalb seines persönlichen oder sogar des sozialen Systems im allgemeinen. Es entsteht sozusagen eine neue Gestalt, das ungefähre Negativ desselben Menschen. Der persönlichkeitsverändernde Vorgang erfolgt nicht bloß durch die kriminalisierende Verurteilung im Sinne eines Abstempelns von außen her, sondern auch durch einen Prozeß im Bereich der Stellungnahme zu sich selbst, meist mit Selbstwertveränderung. Diese ist häufig entwertend. Sie kann aber auch erhöhend sein (z. B. „schwerer Junge“) und im Sinne der Überhöhung als Kriminalheld Kompensation bewirken.

Überwiegend vorgeformte Persönlichkeitsstrukturen einer betont sensitiven Reaktionsbereitschaft oder stärker expansiven Disposition spielen dabei eine größere Rolle als die mehr oder weniger zufällige Qualität des Verurteilungsvorganges. Der Kriminalisierungsvorgang läßt sich daher nicht zeitlich einengen auf Verurteilung, Bestrafung oder andere Formen sozialer Diskriminierung.

Die kriminalisierende Normativität als solche ist ein in der Zeit notwendigerweise ständig neu auszuformendes und auszulegendes Prinzip. Sie kann durch Dogmatisierung zwar kurzfristig festgeschrieben werden, sich aber damit nicht der Entwicklung der Weltwirklichkeit und hintergründig ihrer eigenen „Gültigkeit“ entziehen. Die sog. Entwicklung im scheinbar perfekten System des positiven Strafrechts erfolgt in „normativ stabilen Zeiten“ äußerst langsam, normalerweise mit ca. 50 Jahren Rückstand zur Aktualität. Sie geschieht in Form von kleinen begriffsverändernden Wortklaubereien, deren minimale rechtsverändernde Wirkung meist erst durch Summation überhaupt sichtbar wird. Oft bedeutet sie dann nur noch Festschreibung einer längst vollzogenen Rechtspraxis der Judikatur. Systemverändernde „Jahrhundertschritte“ finden nicht jedes Jahrhundert statt. Die kreative Kraft zur Selbstveränderung ist derart gering, daß man das System selbst als konservativ bezeichnen muß. So zu bezeichnen sind die Vertreter dieser „Lehre und Forschung“ lediglich dann nicht, wenn es, negativ gesehen, mit der Treue zu den Werten um die eigene Haut geht oder, positiv ausgedrückt, um den Erfolg des rechtzeitig „Dabeigewesenseins“.

Läßt man diskreterweise den politischen Aspekt dieser Bemerkung weg, so zeigen sich immer noch drastische Illustrationen zum Thema „Veränderung des Normativsystems im positivrechtlichen Bereich“.

Vorauszuschicken ist, daß die meisten derartigen Veränderungen, sofern sie von Gewicht sind, nicht von der sog. Rechtswissenschaft ausgehen, sondern von relativ schnell auftretenden und ablaufenden Veränderungen im Volksbewußtsein im Sinne von durchschlagenden Moden oder Veränderungen der Weltanschauung. Dadurch wird zunächst die Gesetzesauslegung und in Folge möglicherweise die Gesetzgebung betroffen. Beispiele dafür sind in der neueren Strafrechtsgeschichte die Sexualstrafrechtsveränderungen und die Gesetzgebung über den Schwangerschaftsabbruch. Je härter der politische Kampf, desto schneller die normative Anpassung bis hinab zum positiven Strafrecht.

Wer demnach auf die festgeschriebenen Normen fixiert ist und von daher „Gesetze“ überschätzt, der sollte sich die Weite und Enge der „Ziehharmonika im Instrumentarium der normativen Pragmatiker“ ansehen, um zu verstehen, daß im normativen Bereich lediglich bessere Manipulationsmöglichkeiten, bessere Anwendbarkeit durch Gesetzestechnik, mehr formale Rechtssicherheit und nur scheinbar mehr ethisch-moralische Gültigkeit erreicht wird.

Die Frage „Wie wird wer kriminalisiert?“ läßt sich demnach nicht nur aus den positivrechtlich geltenden Gesetzesvorschriften beantworten. Es gibt Bereiche, über welchen der Kriminalisierungsdruck ständig zunimmt, wie gegenwärtig gegenüber Umweltverschmutzern. Seit Jahrzehnten konnten sie tun und lassen, was sie wollten, mit kleinen Risiken der Verurteilung und Diskriminierung. Erst der aufgetretene „politisierte Modedruck“ hat die Ordnungswirkung bestehender Gesetze aktiviert. Im Drogenbereich sind Alkohol und Nikotin „integriert“, d.h. entkriminalisiert. Beim Nikotin führte die Geschichte über anfängliche Hochkriminalisierung bis zur Todesstrafe zur späteren Anwendung als Spitzenmedikament in der Nikotinära. Entsprechendes wiederholt sich seit Jahrhunderten in der Auseinandersetzung und Entwicklung verschiedener Kulturkreise.

Für die sog. ewigen Werte und ewigen Wahrheiten gilt konkret „Wertwandel“ und „Wahrheitsveränderung“. Entsprechend sind Stabilität und Wahrheitsgehalt normativer Sätze auch im Kriminalisierungsbereich pendelnde und schillernde Thesen zwischen traditionellen, meist dogmatisierten Positionen und aktuellen politisierten Überbewertungen mit Modewert, dem sich wegen seiner gesamtgesellschaftlichen Wirkungskraft auch die Staatsmacht nicht entziehen kann.

Die Vorstellung, juristisch ausformulierte Normativität sei normativer, weil positivrechtlich verbindlicher, entspricht einer juristischen Naivität und grotesken Überschätzung des gesetzten und dogmatisierten Rechts. Es läßt sich ohne große Mühe beweisen, daß die glasklaren Formulierungen des gesetzten Rechts höchstens mehr Rechtsklarheit und momentane Rechtssicherheit schaffen als die weniger konkret ausformulierten allgemeineren Rechtsgrundsätze, wie z. B. Treu und Glauben, allgemeiner Rechtsgebrauch (Usance), Vertragsprinzipien der Verbindlichkeit, Bedingtheit oder zeitliche Beschränktheit.

Des Messers Schneide, welche angeblich den Rechtsbrecher vom rechtskonformen Rechtsnützer trennt, entspricht in Wirklichkeit einer Grauzone, die zugleich soziale Kräfte tabuiert. Diese kann niemand kontrollieren, weil die Ordnungsmacht selbst auf Spielraum angewiesen ist, der im Gesetz nicht vorgesehen ist. Auch im Grundverhältnis der sog. „Großen" zu den „Kleinen" zeigen sich Spielraumdifferenzen, welche den Todernst der Gültigkeit dieser sog. Rechtsordnung in Richtung Heiterkeit verschieben würden, wenn die Sache an sich nicht so tieftraurig wäre. Demontage der Rechtsgläubigkeit wird hier dem Rechtsverpflichteten zur Aufgabe, nicht zum Vorwurf. Recht als normative Kategorie ist im europäisch-rechtsstaatlichen Raum keine Glaubenssache, sondern Ausdruck der Rechtswirklichkeit.

Logik, Präzision und tradierte Auslegung in der Dogmatik geben dem juristisch ausformulierten Recht einen nur scheinbar höheren Gültigkeitswert, als die überwiegend empirisch begründeten Normativsysteme im anthropologischen Bereich aufzuweisen haben.

Was als kriminell auszugliedern ist, sagt der Katalog der Straftatbestände scheinbar abschließend und ausschließlich. Erst in der Konfrontation mit der Rechtswirklichkeit des Alltags und damit auch den lebenswirklichen Gegebenheiten auf dem Hintergrund der allgemeinen Lebenserfahrung verliert die strafrechtliche Normativität u. U. erheblich an Klarheit.

Pathologisierende Normativität

Psychisches Fehlfunktionieren und Fehlverhalten als Abweichung von einer gedachten seelischen Norm bzw. individualisierten Eigennorm

Die Frage „Wer wird wie pathologisiert?" enthält die unausgesprochene Gegenfrage „Wer wird wie normalisiert?". Aus dem Spontanverhalten vieler Menschen ergibt sich ein „Man verhält sich". Diesem konformierten, gleichzeitig konditionierten und konditionierenden Bedingungsfeld ist der einzelne praktisch machtlos ausgesetzt, d. h. er kann sich ihm kaum entziehen. Nur in wenigen, bewußten Stellungnahmen oder vorgeformten Abweichungen sowie Erkrankungen wird manchmal dieser permanent wirksame Konditionierungsdruck vom einzelnen bewußt erlebt und von der Mit- und Umwelt objektivierend festgestellt. Das „man" zeigt seine sozialpsychologischen Spitzenmodelle z. B. als Mode, Methodologie und Politik. Die Nähe und Konformität bzw. die Ferne und Diskrepanz zum modischen Grundmodell profiliert die Insider und die Outsider. Jenseits dieser direkt oder durch Distanzierung Dazugehörenden finden sich die „Ausgestiegenen" und die „Niedabeigewesenen". Erst unter diesen letzteren finden sich die wirklich Eigenständigen. Sind diese nun „krank", „abartig" oder die einzigen, welche eine originäre Chance haben, menschlich einmalig „normal" zu sein?

Die *Normalität* kann demnach ein Insiderphänomen und von daher ein soziopsychologischer Konditionierungseffekt sein. Die Dazugehörenden erleben sich als „die Normalen", weil sie sich im Sosein ihres jeweiligen Daseins wechselseitig unwidersprochen bestätigen.

Da sich jede Gruppierung durch Konformismus „gleichschaltet", entsteht ein *Schwellenwert,* von welchem an ein- oder ausgegliedert wird, was vom „System" (Ideologie, Mode, politische Doktrin, religiöses Bekenntnis usw.) assimiliert werden kann oder nicht. Die qualitative, quantitative und zeitliche Dimension des Funktionseintritts der Ein- und Ausgliederung bestimmt die sog. *Toleranz.*

Aus dieser Zugehörigkeits- und Ausgliederungsproblematik mit ihrem Toleranzspielraum ergibt sich eine *soziopsychologische Normalität,* die als soziales Phänomen zu verstehen ist und nicht als biologisches.

Es ergibt sich aus der soziopsychologischen Eigendynamik, daß die „Normalität", auf dieser Ebene betrachtet, einem ständigen „Normwandel" unterworfen ist. Kräfte innerhalb der Gruppierungen und Einflüsse von außen, teils kaum spürbar und langsam, teils in massiver Auseinandersetzung und revolutionsartig, verändern zuerst den Rahmen der Toleranz und dann die hintergründige Wertskala selbst. Nicht jede Bewegung im soziopsychologischen Normativsystem schlägt über die Toleranz hinaus in die Wertsysteme selbst durch, im Extremfall bis zum Systemwandel. Die Revolutionen sind selten, die bloßen Modeschwankungen jedoch häufig, zuweilen sogar jahreszeitlich.

Wählen wir als allgemein zugängliches Beispiel den Umgang mit der Nacktheit, so finden sich im Rückblick auf Jahrtausende und im Hinblick auf global erfaßbare Gegenwart alle nur erdenklichen Spielarten von rigoroser Tabuisierung bis zur Kunst der Entblößung. Zwanghaft Bekleidete und schamfrei Nackte illustrieren die Eigendynamik im Bereich der schambezogenen Verhaltensmuster. Uralte Traditionen werden in wenigen Jahren durch die „Kulturkorrosion" (Wertwandel) zu historischen Reminiszenzen. Kriminalrechtlich schwer verfolgte und bestrafte Exhibitionisten stehen heute mindestens teilfrustriert und kaum beachtet in den einst für sie so gefährlichen Parkanlagen vor Mädchenschulen. Wird ihnen der Bewertungswandel im Schambereich letztlich „das Publikum, welches sie brauchen" entziehen, und wieweit wird sich die Erscheinungsform dadurch verändern? Bisher waren sie „Abartige". Führt die soziopsychologische Entkriminalisierung und der Wegfall der Ausgliederung zum Verschwinden eines psychopathologisch klar umschriebenen Verhaltensmusters? Oder wird im nachhinein der Beweis erbracht, daß dies tatsächlich „Abartige" sind oder vielleicht doch Kranke?

Das Problem der Umweltsteuerung und der Eigensteuerung greift tief in die Eigendynamik der Normativität ein. Innen und Außen sind in diesem Bereich keine räumlichen Konstanten. Man sagt zwar: „Das ist mir unter die Haut gegangen" oder „hat mich ins Herz getroffen", „Man gerät aber auch außer sich", „verliert das Gesicht" oder „kennt sich selbst nicht mehr " usw. Dies gilt jedoch nur für die Spitze des Eisbergs, den bewußt werdenden Anteil am ganzen Geschehen. Normativ begründete Haltungen, als *Eigennorm und Fremdnorm* weitgehend unbewußt introjiziert, d. h. prägungswirksam gelernt ohne bewußten Lernvorgang, bestimmen das „Man-Verhalten" im Einzelnen und seine Konformität in den Gruppierungen. Die soziopsychologische Konditionierung, entstanden aus weitgehend unbewußt abgelaufenen Prägungseffekten, reproduziert auf diese Weise die übernommenen Verhaltensprogramme. Wiederholung übt und schleift gleichzeitig das Programm ab bis zur Reduktionsform, dem *Verhaltensmuster.* Alltäglichstes Beispiel sind wohl die Grußformen. Vom komplizierten Zeremoniell bis zum kurzen Blick kann die Markierung der Begegnung ihre volle Gültigkeit erhalten.

Soweit soziale Norm für den einzelnen Fremdnorm ist, die ihn bewußt oder unbewußt steuert, weil er darin eingebettet ist, wird sie auch mehr oder weniger intensiv internalisiert. Die „Mode" ergreift, ohne zu fragen und auch ohne festgeschrieben zu sein. Ihre Gültigkeitsdauer läuft an und aus in relativ kurzer Zeit. Eine ungeheure Vielfalt sozial wirksamer Normen wird hinsichtlich ihrer Normativität gar nicht erkannt, aber bleibt als buntschillernde Palette gesellschaftlich, für Gruppen und einzelne verschiedenartig intensiv und variabel, wirksam. Die fehlende Ausformulierung und Festschreibung, die im Strafrecht formal vorhanden ist, stellt das Problem der Pathologisierung in einen nicht definierbaren, sog. multifaktoriellen Bezugsrahmen. An Stelle positivrechtlicher Rechtssätze, die wenigstens scheinbar Gültigkeit und Rechtssicherheit erhöhen sollten, finden sich vielschichtige Ermessensspielräume und Maßstäblichkeiten ohne Maß in Form eines mehr oder weniger willkürlich gestalteten *Normenmosaiks.*

Im künstlerischen Idealfall gerät ein Bild im Sinne einer treffenden Karikatur, welche das Krankhafte und Abartige überzeichnend hervorhebt und damit den Verständniswert erhöht.

Beim Versuch, wissenschaftlich aus analytisch gewonnenen Erkenntnisfragmenten ein brauchbares Ganzes zu gestalten, tritt meist notwendigerweise eine

„Verzeichnung“ an Stelle der künstlerischen Überzeichnung. Die um Objektivierung bemühte Methodik setzt, ohne es zu wollen, Maßstäbe als gültig und teilweise absolut, die in Wirklichkeit bestenfalls den Gültigkeitswert von allgemeiner Erfahrung im lokalen Raum-Zeit-Gefüge haben. Dies gilt insbesondere bei der Anwendung sog. klassischer Krankheitsbilder als Zuordnungsnorm. So wird im Norden ein heiterer, betriebsamer Südländer schnell einmal als maniform eingestuft, während umgekehrt der Nordländer im Süden als katatoniform stereotypisiert, maskenhaft bewegungsarm und ausdrucksschwach qualifiziert wird.

Dies gilt für europäische Verhältnisse über Distanzen von vielleicht wenigen tausend Kilometern. Mit völlig anderen unausformulierten Bezugsnormen ist in anderen Kontinenten mit anderen Völkerstämmen und Kulturen zu rechnen. Der abendländische Kulturkreis ist aus der Allgemeinsicht der Völkervielfalt lediglich eine Variante und als solche ein Spezialfall, überwiegend geprägt durch den Rationalismus und seine Folgen in Naturwissenschaft, Technik oder Mathematik, aber auch durch die Ablehnung irrationaler Kommunikationsformen, wie z. B. Zauber, Animismus, Magie, Mystizismus und Glauben, soweit letzterer nicht dogmatisch festgeschrieben ist.

Die hier skizzierte soziopsychologische Dimension des Normativitätsproblems ist zwar denktechnisch isoliert darstellbar, aber in der anthropologischen Wirklichkeit ohne gleichzeitige psychobiologische Betrachtungsweise nicht realitätsgerecht. Es kann hier nicht die Aufgabe sein, Psychobiologie zu erklären. Einige Gesichtspunkte sind aber zum Verständnis unerläßlich.

Von der Humangenetik, d. h. der Lehre von der auf den Menschen bezogenen Erbbiologie auf der Genstufe, über die chromosomale Erblehre bis zum konkreten einzelnen Stammbaum, als verkürzter Darstellung eines einzelnen Erbguts und Erbvorgangs, manifestiert sich ein gewaltiges Gebilde biologischer Daten. Deren Beziehungen sind meist nur in großen Zügen bekannt oder in zu kleinen Fragmenten, um das Ganze genügend erklären zu können.

Von dieser in voller Entwicklung befindlichen erbbiologischen Dimension interessiert uns ihre im weitesten Sinne psychologische Auswirkung, speziell hinsichtlich der Normalitätsfrage. Die biologische Feststellung einer Chromosomenanomalie sollte beispielsweise zwar das psychologische Denken in eine bestimmte Richtung lenken, aber nicht zur resignierenden Feststellung führen, das sei ja „nur“ ein biologisches Problem. Es gibt tatsächlich eine spezielle Psychologie der verschiedenen Chromosomenaberrationen. Sie läßt sich nicht aus der Biologie erklären, soweit sie eben Psychologie ist und den allgemein bekannten psychologischen Bedingungen unterworfen ist. Entsprechend benötigen wir eine spezielle Psychopathologie dieser Phänomene. Das häufig feststellbare Ausweichen in die Feststellung rein biologischer Tatsachen, nur weil sie scheinbar „tatsächlicher“ sind, ist nicht gerechtfertigt. Die Korrelation zwischen Biovariante und Psychovariante ist weder selbstverständlicherweise proportional hinsichtlich Ausmaß und Charakteristika noch funktionell voraussagbar festgelegt. *Deshalb ist der psychologische und der psychopathologische Ansatz genauso eigenständig wie die biogenetische Variante an der Ausgangslage der Betrachtung.*

Es wurde im Titel auf die doppelte Normativität hingewiesen. Man hätte glauben können, das Strafrecht sei normativer, weil die Kriminalisierung differenzierter, exakter, systematisch durchdachter und in der Auslegung dogmatisiert erfolgt. Das erbbiologische Beispiel zeigt demgegenüber eine seit Jahrtausenden aufgefallene und registrierte Abweichung des Verhaltens, das z. T. bildlich festgehalten und überliefert wurde (z. B. Epilepsie).

Es ist nicht anzunehmen, daß der Bewußtseinshintergrund in vergangenen Epochen angesichts des Gleichen dieses auch nur annähernd „sinngleich“ gesehen hat. Bestenfalls kann Beobachtungsgleichheit im Falle typischer, sog. klassischer Krankheitsbilder vermutet werden. *Der Reiz der Abweichung von einer gegebenen Norm hat demnach Normativität stimuliert, aber ohne genormtes Bezugssystem.* Die Abweichung konnte ein Werk Gottes sein, eine Verzauberung, eine Besessenheit von Geistern oder ein Wahrzeichen übler Verkündigung. Gemeinsamer Nenner scheint die *Signalwirkung* zu sein, vorerst ohne Hinblick auf ein gedankliches Bezugssystem. Magische, unbewußte und vorbewußte Sinnzusammenhänge hingen nebelartig vor einer bereits möglichen, aber auf vielen Lebensgebieten nicht vollzogenen rationalen Welt. In diesem Nebel waren sozusagen selbstverständlich Innen und Außen, d. h. Projektion und kritische Wahrnehmung, nicht getrennt. Von daher war auch „krank“ nicht von „böse“ zu trennen und „teuflisch“ nicht von „heilig“. Die Aufgliederung der Wertwelt aus der Sicht des „Fahrstuhls“ zwischen oben und unten symbolisiert über Jahrtausende die Polarität ewiger Verdammnis in einer rational nie aufgearbeiteten Hölle und einem ewigen Leben in paradiesischer Erlösung. Bezeichnenderweise findet der psychobiologische Punkt „Tod“ nur diese zwei „Ausgänge“. Da, wo in der Mathematik die Null steht, kann der Mensch scheinbar noch nicht hin, obwohl er im tieferen Grunde weiß, daß er es muß.

Das Phänomen der Unausweichlichkeit biologischer Abläufe kann nur irrational übersprungen werden durch Zauber, Glauben, Erlösung, Verdammnis, aber auch durch echte Beschwörung in Riten, Zeremonien usw.

Gegenüber einer im Rationalismus und der Aufklärung verankerten rechtsphilosophischen Normativität, die trotz weit zurückreichender Wurzeln in der Neuzeit begründet liegt und in der sog. Moderne sich zeitgerecht versteht, erscheint der im Irrationalen liegende, zeitgeschichtlich unbegrenzte Normbereich in psychobiologischer Sicht nur teilweise faßbar. Die Philosophie vom Ganzen und vom Teil bis Teilchen bringt in diesem Bereich nur bescheidenste Denkansätze, wenn auch sehr faszinierende. Sollen wir Mengennormen bevorzugen, d. h. das Häufigste, weil Üblichste als normal bezeichnen? Sind scheinbare Evolutionsspitzen Zukunftsnormen, Spezialisierungen oder ganz klare Abweichungen in vorerst quantitativer Hinsicht? Von wann an schlagen die quantitativen Abweichungen in qualitative um, d. h. wann wird die Abweichung zum Normwandel? Sind es paradigmatische Schritte der Evolution oder mehr oder weniger zufällig ins Auge gehende Varianten?

Wie wir gesehen haben, gibt es zweifellos massenhaft existentielle Eigennormen in der Natur. Mit Vorliebe sprechen wir von Gesetzmäßigkeiten, obwohl sie nicht analog zum Recht „gesetzt“ sind. Es handelt sich dabei meist um erfahrbare, reproduzierbare und unter gleichförmigen Bedingungen gleich ablaufende Vorgänge. Die Gesetzmäßigkeit liegt dann je nach Gesichtspunkt in der Gleichheit von Ursache und Wirkung.

Beim psychophysiologischen Beispiel wird Ähnliches anders. Die Körpertemperatur beim Menschen hat einen „Normbereich“ um 37 °C, und irgendwann sprechen wir von Fieber, beim Kind abweichend im Maßstab von demjenigen beim

Greis. Das gleiche gilt vom Puls. Nicht nur wer pulsiert, sondern auch wer den Puls fühlt, spielt eine Rolle. Auch hier begegnen sich Eigensteuerung, Mit- und Umweltsteuerung. Irgendwann sind die „Grenzen der Norm" überschritten, und es beginnt das Abnorme. Dies wiederum gilt nur bei linearer Denkweise am Einzelsymptom. Im netzförmigen Beobachtungskontext einer Vielfalt von Mitbedingungen sind diese Grenzen keine Grenzen mehr, sondern Grenzbereiche, und von daher beeinflussen sie auch die Norm. Diese reduziert sich zum Richtwert, Rahmenwert usw. mit bedingter Gültigkeit.

Das wesentliche Prinzip, das sich hier eingeschlichen hat, ist weder gewöhnliche Ungenauigkeit noch Unmöglichkeit genauer Feststellung bzw. durch Konvention erfolgte Festlegung. Es ist die in der Sache selbst begründete *Notwendigkeit der Normoffenheit* im Sinne von Anpassungsspielraum an die Variabilität der normativ zu erfassenden Erscheinungen. Normbildung im empirischen Bereich ist deshalb etwas „Sinngewohntes", etwas, das man weiß, ohne es reflektierterweise nach irgendwelchen Denkgesetzen beweisen, geschweige denn auch nur verbindlich beschreiben zu können. Hier treffen sich unbewußte Irrationalismen aus „bewährter Lehre und Überlieferung" zu einer Art Währung, die gilt. Die Gültigkeit resultiert aus dem sog. Vertrauen, einer irrationalen Dimension, verwandt dem Glauben und der Überzeugung, und rückt von da in die Nähe zu Dimensionen wie Besessenheit und Magie, die dem rationalen Verständnis nicht mehr zugänglich sind.

Überspitzt könnte die „Klammer" hier lauten: „Vernunft bis Unvernunft". Es zeigt sich dabei, daß Beginn und Ende beider Wertungskriterien unbestimmbar bleiben. Auswege bieten sich dem erklärungsbedürftigen Geiste zwar an, wie z. B. „alles in vernünftigen Grenzen" oder „hier hört jegliche Vernunft auf".

Der Leser ahnt wohl die Schwierigkeit, die Kluft zwischen Rechthaben und Evidenz andersartiger Dimensionalität zu erkennen und, falls überhaupt erkannt, auch zu überwinden. Verrückt sind im Zweifelsfalle meist die anderen, weil die selbstgemachten Normen jedem am nächsten liegen. Das Kunststück besteht nicht in der Normbildung, sondern im Glaubenmachen, im „Währungseffekt". Im weiten Feld zwischen mathematischer Rationalisierung und sinnbildhafter, direktverständlicher Erkenntnisvermittlung über rationale, irrationale und z. T. völlig unbewußte Kommunikation ergibt sich ein, rational gesehen, wenig normatives „Gültigkeitsphänomen" mit Eingrenzungs- und Ausgliederungswirkung. Richtig und falsch, gesund und krank, verrückt und abnorm werden hier als Erkenntnisse vermittelt ohne den leisesten Hinweis auf „falscher", „kränker", „verrückter" und „abartiger" bzw. die entgegengesetzte Abschwächung des „nur ein bißchen ...".

Die Frage, wie lange Herr Meier auf einem unscharfen Foto eindeutig als Herr Meier erkennbar ist, läßt sich eben meist nicht durch Vergrößerung oder Verkleinerung entscheiden, obwohl es eine extreme Dimensionsveränderung nach beiden Seiten hin gibt, die in jedem Fall Unkenntlichkeit bewirkt. Das hier fällig werdende Stichwort heißt deshalb *Optimierung des Erkenntniswertes.*

An diesem anspruchsvollen, grenzenlosen Ziel ist Orientierung möglich und Offenheit für vielseitige, normative Gesichtspunkte, Systemchen und Systeme bis hin zur grundsätzlichen Entscheidung „abartig" oder „krank" innerhalb der bekannten Wechselwirkungen bzw. Überschneidungen dieser als Denkmodelle gewählten Zuordnungen.

Ganzheitliches Erkennen, z. B. eines Gesichts, einer Gestalt, einer Stimme oder einer Geste, vereint unzählige mehr oder weniger große, gewichtige, charakteristische usw. Details, die als solche nicht bewußt werden. Sie können z. T. mit besonderen Techniken erfaßt und in ihrem Stellenwert zum Ganzen bestimmt werden, aber den Vorgang des Erkennens als ganzheitliches Ereignis nicht herstellen. Die von der Polizei erstellten „Phantombilder" illustrieren hervorragend diese Problematik. Auch die gelegentlich erstaunliche Annäherung an das „echte Bild", d.h. Gesicht, zeigt noch den Sprung zwischen Aufbau aus Details und primär ganzheitlichem Erkennen. Für letzteres steht wohl die sog. Karikatur als Dokument höchster Erkennensfähigkeit und Darstellungskraft des Wesentlichen über die naturbildliche Gestaltung hinaus. Obwohl formal oft „Zerrbild", überhöht die vielleicht in einer einzigen Linie zur Darstellung gebrachte karikierende Formulierung den Aussagewert und Erkenntniswert u. U. um ein Vielfaches. Es heißt dies, daß der ganzheitlich analytische Vorgang des Erkennens des Wesentlichsten in Verbindung mit der Fähigkeit zur Darstellung und Weitervermittlung als Kunst der sog. Wissenschaft auf diesem Gebiet weit überlegen ist. Es heißt weiter, daß im Bereich der Psychologie und noch vielmehr in der Psychopathologie die ganzheitlichen Bild-, Gestalt-, Gesicht- usw. -erkenner den pseudoanalytischen und pseudosynthetisierenden Baukastenspielchen mindestens vom unmittelbaren Ergebnis her überlegen sind. Sieht man aus dieser Perspektive die Psychopathologen als „Zerrbilderkenner", so steht vor der naturwissenschaftlich überprüfbaren Erkenntnis diese besondere Kunst, Abweichung aus zahllosen Daten herauszusehen und die wesentliche Variante ganzheitlich zu erkennen sowie sie allgemein erkennbar darzustellen (z. B. in Symbolfiguren wie Don Quijote und Sancho Panza).

Normalisierende und pathologisierende Normativitäten ergeben sich aus gleichen Erlebnis-, Erfahrungs-, Bewußtseins- und unbewußten Hintergründen. Sie unterscheiden sich aber im Bereich der eingliedernden Akzeptation und der ausgliedernden Disqualifikation, welche der Psychopathologisierung trotz vielseitiger entgegengesetzter Beteuerungen aus human gesinnten Lagern aller Schattierungen anhaftet.

Im Unbewußten sind Anomalie, Geisteskrankheit und Verbrechen nicht getrennt. Das Unbewußte verbindet Dinge außerhalb des zeitlichen Zusammenhangs, der kulturellen Entwicklung und der jeweiligen Wertwelt im besonderen. Von daher erklärt sich z. T. der hartnäckige Bestand der diskriminatorischen Wirkung der Ausgliederung, die auch von der christlichen Moralprothese der Barmherzigkeit über Jahrhunderte hinweg nicht überwunden werden konnte. Einige sozialfürsorgerische Feigenblätter der rationalistischen Neuzeit können über den weiterbestehenden Bruch nicht hinwegtäuschen. Im Gegenteil, die Ausgliederung selbst wird mitrationalisiert und dadurch zur zweckdienlichen Maßnahme. Die irrationale Barmherzigkeit verschwindet, und die soziale Solidarität, welche sie rational ersetzen sollte, vollzieht sich nur in Ansätzen und unter Fortsetzung der Ausgliederung.

Pathologisiert ist demnach fürs erste, wer ausgegliedert ist. Die Frage, ob als „krank", „abartig" oder „kriminell", wird daher zweitrangig und die Gliederung in diese 3 Gruppen ebenfalls.

Zusammenfassend kann deshalb gesagt werden: *Pathologisierende Normativität versucht im Spektrum der Ausgliederung von Mitmenschen sozusagen die „Kranken" von den „Bösen" zu trennen und von diesen beiden wiederum die „Abartigen".*

Global gesehen geht es um den uralten Kampf der Menschheit, die Gefährdung ihrer Menschwerdung (Humanisierung) abzuwehren. Wir wissen längst, daß Selektions- und Ausgliederungstechniken keine brauchbaren Resultate bringen außer pragmatischen Sicherungen fragwürdiger Qualität und Wirksamkeit. Trotzdem glaubt jeder von jedem ungefähr oder sogar genau zu wissen, „wie verrückt" der andere ist, ob er noch „dazu" gehört oder nicht mehr, ob er „in" oder „out" ist. In derartigen Perspektiven wird pathologisierende Normativität zu einem Spiel mit verschiedenen Varianten von Verhältnisblödsinn, weil das Wichtigste fehlt, nämlich die Norm.

An dieser Stelle stellt sich die Frage, ob es diese Norm ganz einfach nicht gibt, noch nicht gibt oder wie sie annähernd einzukreisen sei. Einige Annäherungsformen haben durchaus Gültigkeitswert, wie z. B. schwer kranke Psychotiker, die von jedem als „krank" erkannt werden, oder extrem „Abartige", deren Abartigkeiten nicht nachvollziehbar und uneinfühlbar für jedermann sind. Erst die „Normalen" bieten im Extremfall echte Schwierigkeiten, weil „extrem normal" eben nicht mehr als „normal" im Sinne und Erlebnisbereich der Alltagswelt erlebt wird.

Während der Zugang zum Problem über Extreme für Laien, Anfänger und solche, die sich auf ihren „gesunden Menschenverstand" verlassen, am einfachsten und sichersten ist, muß ihnen zwangsläufig beim „Normalen" die volle Schwierigkeit des Erfassens bewußt werden. Soll aus Einzelnormwerten über eine Puzzletechnik das Normalbild entstehen oder sollen Globalurteile einer repräsentativen Großzahl von Mitmenschen wenigstens Aktualwerte schaffen? Die Norm wäre dann eine Meinung, z. B. die herrschende, oder eine Mode - aber welche?

Erst durch Einführung des Zeitfaktors, und sei es nur des „Zeitgeistes", kann die Aktualität als Überhöhungs- und Überbewertungsfaktor relativiert und Normgerechtigkeit hergestellt werden. Die Zeit wird aber leider in der Psychopathologie, verglichen mit inhaltlichen Belangen, grob vernachlässigt. Die Zeit als „psychische Eigenzeit" eines Menschen, verglichen mit der Zeit seiner Zeit, ermöglicht eine gewisse Normierung seines Reifezustandes oder Reifungsprozesses im Rahmen von Eigenwelt und Umwelt. Aber auch Zeit im Sinne von Dauer, Lebenszeit, Epoche usw. kann als Parameter Bezugsqualität haben.

Die Problematik zwischen Genie und Geisteskrankheit im kultur- und sozialgeschichtlichen Feld illustriert zur Genüge die Schwierigkeit, aus der menschlichen Gegenwart heraus unter Mißachtung zeitgeschichtlicher und personalgeschichtlicher Entwicklung eine Entscheidung zu treffen über „in und out", „krank", „abartig" oder sogar „gesund". Das normative Problem auf der scheinbar viel einfacheren Ebene der Empirie bleibt offen, wenn es zwar nicht unbedingt richtig, aber wenigstens brauchbar gedacht werden soll.

Inkongruenz der Systeme: Kriminalisierende und pathologisierende Denkweisen im psychopathologischen Bereich

Der grundsätzliche Unterschied zwischen der juristischen Normativität und der empirisch begründeten liegt nach dem bisher Gesagten nicht in der Verbalisationsdifferenz, d. h. in der Verschiedenheit der wörtlichen und systematischen Ausführung der Darstellung, sondern in der *Andersartigkeit der Entscheidungskriterien*.

Doppelte Normativität ist ein rationales Geistesprodukt und nicht das Resultat der Auseinandersetzung zwischen ewigen Werten einerseits und praktisch alltäglichen Vernunftgründen in opportuner Werturteilsform andererseits. In Wirklichkeit steht hinter der Polarität oder, sinnbildlich gesagt, „Doppelbödigkeit" der doppelten Normativität nichts anderes als der Unterschied zwischen einer gedachten Ordnung und einer tatsächlich gegebenen Wirklichkeit.

Diese Unterschiedlichkeit ist natürlicherweise nicht zweispurig im Sinne einer geometrischen Parallelität. Sie ist auf der gedachten juristisch-normativen Seite typischerweise „begradigt" in allen Dimensionen. Auf der sog. empirischen Seite ist sie „wildwüchsig" und von ebendaher systemimmanent ungerade aber prinzipiengleich, d. h. möglicherweise sehr ausformungsverschieden in einem Extrem und fast gleichförmig wie das begradigte im anderen.

Während die kriminalisierende Normativität ihren letzten Ausdruck in einer *Verurteilung* findet, müßte die pathologisierende zu einer *Diagnose* führen. Das möchte sie zwar, aber sie kann es nur selten, nämlich in denjenigen extremen Krankheits- und Abartigkeitsfällen, deren Evidenz derart allgemein erkennbar ist, daß aufgrund der Sozialnormen kein Zweifel entsteht. Dabei wird der unbewußte Anteil an dieser Gewißheit nicht erkannt und auch nicht kritisch aufgearbeitet. In einem kreativen Erkenntnisakt erfolgt eine Zusammenschau meist unterschwellig bleibender Phänomene mit dem Resultat einer Feststellung von „Verrücktheit" weitgehend ohne rationale Begründung.

Sozusagen im nachhinein wird die derart gewonnene Erkenntnis rational durchdrungen mit diagnostischen Aufhängern, die ihrerseits meist einem wunschgemäß einheitlichen „Krankheitsbild", einer „abartigen" Zuständlichkeit usw. entnommen sind. Was entsteht, ist nicht etwa ungültig, aber unvollständig und oft katalogisierend, manchmal auch fragmentarisch analysierend strukturiert. Findet man z. B. schizophrene Symptome, die aber keine desintegrative Psychose ausgelöst haben, weder Zerfahrenheit noch Wahnideen oder -systeme, so kann man nicht sagen, es bestehe eine „Minischizophrenie" oder es sei auch noch „ein bißchen Schizophrenie" dabei. Hingegen darf gesagt werden, das diagnostisch nicht einheitliche und daher nicht völlig klare Krankheitsbild weise u. a. auch schizoforme Merkmale auf.

Eine eigentliche Psychose sei damit nicht festgestellt bzw. basiere auf anderen diagnostischen Bezugselementen. Die multifaktorielle Begrifflichkeit ist elastisch und gleicht sinnbildlich einem Rangierbahnhof (da wo der Zug fährt, geht es durch).

Die Rolle, welche der *Beweispflicht* im Strafrecht zukommt, kann von der Diagnostik nicht analog gespielt werden. Die Unzahl der Bezugsnormen bewirkt, daß nur in seltenen Fällen der Evidenz ein klares Einzelbild zusammengefaßt werden kann. Die jeweilige Schwere der Erkrankung oder extreme Besonderheit der Abartigkeit begründet nicht entsprechende Schwierigkeit der Diagnostik, sondern deren selbstverständliche Einfachheit und Klarheit. Mangels eines einzigen Bezugssystems, wie z. B. im Strafrecht, kann Diagnostik zwar mit Systemen betrieben werden und damit Systematik vortäuschen, sie aber leider nicht vorweisen. Der Einsatz diagnostischer Mittel bringt je nach Vielfalt und Unterschiedlichkeit der Ansätze eine Eskalation von Befunden heterogener Art, die einer reduzierenden Interpretation bedürfen und an Stelle einer scheinbar objektivierenden Befundsammlung wiederum eine Eigenwertung des Beurteilers setzen. Objektivierung und Subjektivierung, Konzentration und Ausweitung, angebliche Reduktion auf das Wesentliche, auf den Kern der Sache oder des Geschehens als Versinnbildlichung und vieles andere sollen dartun, daß Psychopathologie eine wissenschaftlich betreibbare Disziplin sei. Es fragt sich nur, unter welchen Kriterien der Wissenschaftlichkeit. Die Erkenntnisdimensionen lassen sich zwar mit dem Strafrecht in Bezug setzen, aber nicht einfügen im Sinne von Analogie.

Die Kriminalisierten sind normativ begründete Delinquenten auf der Basis des Strafrechts und der Aktivität der Justiz. Die Pathologisierten können zwar in die gleichen Maschen geraten, werden aber ausdrücklich aufgrund des unbestimmten Normensystems der Psychopathologie aus der strafrechtlichen Verantwortlichkeit entlassen bzw. administrativ versorgt.

Ein geschlossenes Bezugssystem, das Strafrecht, steht demnach einem vielseitig und vielschichtig offenen gegenüber, der Psychopathologie. Da auch das Strafrecht ein Normativsystem unter anderen ist, wenn auch ein ausformuliertes und dogmatisiertes, kann es sich keine systemwidrigen Unbestimmtheiten und Widersprüchlichkeiten leisten.

Die Subjektivität im Bereich des Handelns wird daher dogmatisierend in Vorsätzlichkeit und Fahrlässigkeit aufgegliedert und daran sogar ein Schuldsystem geknüpft, das als selbstverständlich kaum diskutiert wird, obwohl die Aufgliederung des Systems in 2 Schuldformen, Vorsatz und Fahrlässigkeit, höchstens rationalistisch haltbar ist und der Lebenswirklichkeit sowie der sozialen Normativität längst nicht immer genügend entspricht.

Wer weiß schon, was mit „Wissen und Wollen", d. h. vollbewußt gewollt ist. Nur naive Rationalisten können so etwas „wissen". Der Durchschnittspsychologe hat schon Mühe zu erklären, was der Wille sei. Lediglich, daß man ihn strafrechtlich sanktionierterweise „zu haben hat", ist scheinbar klar, aber auch das nur scheinbar. Mit an Einfalt grenzender Einfachheit löst das Strafrecht die Problematik der Zurechnungsfähigkeit, deren dogmatische Geschichte sich wie ein Karussell zwischen den extremen, rational noch möglichen Auslegungen dreht. So mußten zu gewissen Zeiten sog. Psychopathen wegen angeblicher Strafunempfänglichkeit besonders hart bestraft werden. Gleichwohl galten sie je nach Maß der Abweichung von der „zeitgemäßen", d. h. modischen Norm als vermindert schuldfähig, obwohl niemand weiß bzw. in der Lage ist, psychiatrisch klar zu sagen, was das bedeuten soll, es sei denn „weniger Schuld gleich weniger Strafe“, also ein Instrument zur Manipulation der regulären Strafrahmen.

Diese Polemik gegen die strafrechtlich festgeschriebene Scheinverbindlichkeit und erhöhte Normativität könnte beliebig fortgesetzt werden. Die Illusion, durch angebliche Wahrheitsfindung zu mehr Gerechtigkeit zu gelangen, bleibt ein philosophisches Abstraktum insbesondere im Bereich der Psychiatrie. Wer „verrückt“ ist oder „daneben“ oder „out“, entscheiden leider immer Beschlüsse. Diese wiederum sollten auf Fakten beruhen, deren Gewichtung im Sinne der Beweiswürdigung im Strafrecht und der Erkenntnis von Symptom, Syndrom und Krankheitsbild in der Psychopathologie Entscheidungsgrundlage sein sollte. Die Überlegungen zur diesbezüglichen Problematik sind durchaus einleuchtend und richtig, und manchmal führen sie tatsächlich zur Annäherung an die „Wahrheit“. Dies geschieht aber nicht, weil die Methodik sozusagen Garantien bietet, sondern weil die rationalisierte kriminalisierende Norm mehr oder weniger zufällig im Bereich der pathologisierenden Vielfalt von Normativitäten „annähernd“ richtig ausgewählt und beurteilt hat im Gegensatz zum „verurteilt“ des Strafrechts. *Kriminalisierende und pathologisierende Normativität sind daher nur im irrationalen Bereich kunstvoller Ergänzung oder sinngerechter, bezugsnormfreier Interpretation möglich* mit der Einschränkung normativistischer, dogmatisierter Rahmenbedingungen auf der kriminalisierenden Seite und Modeströmungen auf der pathologisierenden.

Es bleibt zu erwähnen, daß sog. sozialistische Staaten angeblich dazu übergegangen sind, den Graben zwischen kriminalisierender und pathologisierender Normativität zuzuschütten, indem Systembetroffene statt als Staatsfeinde kriminalisiert als „Behandlungsbedürftige“ psychopathologisiert interniert werden. Ob die Kriminalisierung oder die Pathologisierung geeigneter ist, Leute „aus dem Verkehr zu ziehen“, richtet sich nach den jeweiligen prozessualen Bedürfnissen oder der pseudohumanitären „Fürsorglichkeit“ des „großen Bruders“. Interessant an diesem Phänomen ist die Ersetzbarkeit der Kriminalisierung durch die Pathologisierung, auch wenn es sich nur um einen Etikettenschwindel handelt.

Sinn und Zweck der Systeme: Bewältigung der Gefährlichkeitsproblematik

Vom Zweck der Bekämpfung der Kriminalität her nützt weder Kriminalisierung noch Pathologisierung im Rahmen der gesellschaftlichen Organisationsformen. Es sei denn, man betrachtet die Erweiterung der Möglichkeiten von Willkür als Vorteil. Rechtswissenschaft, Psychiatrie und Lebenswirklichkeit zeigen ein breites Spektrum von Behauptungen, Verhaltensweisen und Theorien, deren Gesamtheit sich nur als schillerndes Bild „von - bis" darstellen läßt.

Das als Stiefkind sowohl des Strafrechts als auch der Kriminologie bezeichnete *Problem der Gefährlichkeit* ist das einzig wirkliche, für Gesellschaft, Gruppen und einzelne im existenziellen Sinne wesentliche Problem.

Das Umschalten vom strafenden Konzept auf das sichernde hängt von Tat und Täter ab. Angestrebt wird gesicherte Ordnung. Es müßten also Tat *und* Täter „qualifiziert" erfaßt werden. Das Herumturnen im brüchigen Geäst der Verantwortlichkeiten fördert zwar eine Vielzahl von teils sehr wichtigen Erkenntnissen über menschliche Werte zutage, die zu irgendwelchen Gerechtigkeiten verarbeitet werden können, aber keine Sicherheiten. Weder Rechtssicherheit noch Sicherung vor Unrecht bis hin zu Gewalt werden durch Daten aus dem ethisch-moralischen Bereich in der Weise gefüttert, daß mit Fortschritten gerechnet werden kann. Im Bösen scheint von der Natur her mehr lebendige Kraft zu liegen als im Guten.

Verantwortliches Handeln will gelernt sein, Triebbefriedigung bestenfalls geübt.

Im Gegensatz zur Verantwortlichkeit ist *Gefährlichkeit* sozusagen *eine Begabung*. Gefährlich ist man, und durch Dazulernen kann man noch gefährlicher werden. Erst die hochtechnisierte Gefährlichkeit im Bereich von Politik und Wissenschaft läßt zunehmend die ethisch-moralische Komponente verschwinden, wodurch die „Kleindelikte", z.B. Einzelmord, als kriminelle Kunststückchen erscheinen. Dazu ist nicht nur zu sagen, die Welt werde eben immer schlechter, was schon immer gesagt wurde. Sie geht bloß mit dem Schlechten anders um. Das sog. Gute ist längst sentimentales Stückgut von Pseudochristen geworden, die sich höchstens noch verschämt als „Bessere" zu verstehen wagen.

Die *Begabung zur Gefährlichkeit* besteht in einer triebhaft verankerten Aggressivität und meist einer damit verbundenen erhöhten Bereitschaft zu anfallsförmiger Entladung triebhaft aufgestauter grober Affekte. Diese Grundstruktur der gefährlichen Persönlichkeit, die sich vorerst aus der triebhaften Anlage und der sie begünstigenden Affektentladungsform ergibt, wird im typischen Kriminalisierungsfall auf allen Ebenen zum Ausgangspunkt der gefährlichen Kriminalität. Die Formel heißt Überfall.

Die empirische Erforschung der Gefährlichkeit, dem einzigen rational begründbaren Motiv, „gefährlichen Menschen" inhuman zu begegnen, wird grob vernachlässigt von der Gesellschaft, Politik, Wissenschaft und Forschung, weil damit viel Bereitschaft zu Selbstkritik, Sozialkritik, Rechtskritik und wirtschaftlicher Opferbereitschaft verbunden wäre. Übrig bleibt vom Ganzen nur eine Forderung nach Beseitigung der Gefährlichkeit ohne entsprechende Bereitschaft der Forderer (sog. geordneter Mitmenschen), sich an der Verantwortung zu beteiligen.

Diese Darstellung enthält zwangsläufig massive Verkürzungen, aber sie hebt das Wesentliche hervor; und darin liegt die hier nicht zur weiteren Diskussion stehende Anklage der beschränkten oder sogar fehlenden Verantwortungsbereitschaft der Gesellschaft, d.h. der urteilsfähigen Gruppen in ihr und der entscheidungsfähigen einzelnen.

Gefährlichkeit ist empirisch weitgehend faßbar und bedarf nicht unbedingt, oder höchstens zusätzlich, strafrechtlicher Beurteilung. Sie muß innerhalb einer auf Ordnung bedachten Gesellschaft festgestellt, beurteilt, mitverfolgend beobachtet und sicherungstechnisch erfaßt sein. Ein derart komplexes Problem kann nicht durch unmittelbare Polizeigewalt, durch Freiheitsentzug oder Freistellung entschieden werden. Es benötigt Längs- und Querschnittbeurteilung als allermindeste Beurteilungsbasis. Es heißt dies, als Minimum formuliert, eine Erstellung der wichtigsten biographischen Lebensdaten im Sinne eines Lebenslaufs und eines Ereignisablaufs bei gleichzeitiger Würdigung der jeweils den einzelnen irgendwann, aber zeitlich wesentlich und schicksalhaft treffenden Ereignisse. Nicht allein die Einzelschicksale begründen eine „Lebensgeschichte“, die in die Gefährlichkeit führt im Sinne einer ursächlichen Konditionierung, sondern vor- und außerpersönliche Faktoren allgemein biologischer, genpathologischer, sozialbiologischer, ethnischer und zuletzt insbesondere organischer, speziell hirnorganischer Schädigung können u.a. die sozial wünschenswerte Minimalsozialisation stören.

Die Frage der sog. *Schuld* wird hier ausdrücklich ausgeklammert, weil sie völlig zweitrangig ist neben der Frage der Gefährlichkeit. Man kann das Problem der Verantwortlichkeit nicht lösen, indem man verantwortlich macht ohne ernsthaften, qualifizierten Blick auf den zur Verantwortung Gezogenen. Mit der berechtigten Verurteilung einer Tat ist ja nicht automatisch der Täter verurteilt, obwohl manchen das richtig scheinen mag.

Derart primitiv wollen die Strafrechtler das Problem weder dargestellt noch gelöst haben. Die hier vorgetragene Polemik greift ja auch nur nach einem zentralen Elementarphänomen, eben der Gefährlichkeit. Sie wird zwar aus der Nebenrolle in die Hauptrolle geschoben, aber nicht in der Absicht zu zeigen, wie einfach die Dinge wären, wenn nicht systemfixierte Dogmatiker das Sagen hätten. Gezeigt werden soll, daß die sozial wesentliche Aufgabe bei der Gefährlichkeit und ihrer sachgerechten Bewältigung liegt. Sicherheit ist ein schönes Wort, Sicherung ein technisierender Unterbegriff. Beide werden z.Z. vorwiegend mit symbolischen Mitteln zu bewältigen versucht, z.B. durch mehr Polizei, bessere Bewaffnung, Hochsicherheitstrakt im Gefängnis, Sympathisantenkontrolle, kurz gesagt und psychiatrisierend ausgedrückt, durch ein Repertoire von Macht und Gewaltsymbolen des „großen Bruders“ Staat. Dabei wird die Proportionalität zwischen Maßnahme und Gefahr nicht genügend gewahrt. Wegen 10 Terroristen müssen z.B. 100000 Waffenfreunde, die erwiesenermaßen seit Jahrzehnten ihre Sammlung ordentlich verwaltet haben, ihr Hobby in unerträglicher Form lizenzieren lassen, d.h. sich einem schikanösen Bürokratismus unterwerfen, der gegenüber der vorgegebenen Gefährlichkeit überhaupt nicht taugt. Nebenbei dürfen sie auch noch Gebühren zur Deckung angeblicher Verwaltungskosten bezahlen, ohne daß irgendwann klar der Beitrag des Betroffenen zur Gefährlichkeit bewiesen worden wäre. Hier wird aus Gedankenlosigkeit Obrigkeitsdenken gegenüber dem leider noch immer Untertanen zur Anwendung gebracht, auf Kosten und unter Freiheitsbeschränkung des zu Unrecht Betroffenen. Auch der Staat kann sich nicht vorstellen, daß er selbst gefährlich sein kann. Das ist juristisch und auch psychiatrisch sehr einfach erklärbar: Er kann kein Vorstellungsvermögen haben, er kennt kein Innen und Außen, kein Selbst und die Anderen. Vom Staat her ist deshalb zuerst gefährlich, was den Staat gefährdet und in Frage stellt, grundsätzlich anerkannte Institutionen anzuzweifeln wagt oder ganz allgemein „Veränderung des Staates" verlangt, ohne ausdrückliche Betonung des zu beschreitenden Rechtsweges, der selbstverständlich vom Staat garantiert ist, aber ebenso selbstverständlich nicht innerhalb nützlicher Zeit zum Ziele führt. Die lange Bank und hinten dran die Hinterbänkler zieren die sog. rechtsstaatlichen Institutionen des Fortschritts.

Diese politische Sicht der Gefährlichkeit kann nicht aus der Diskussion herausgehalten werden, weil sie politisch ist und somit „unwissenschaftlich". Leider fehlt aber im politischen Leben der Längsschnitt im psychiatrisch-wissenschaftlichen Sinn. Damit ist gemeint, daß die Belange, Taten und Untaten der allgemein historischen und volkseigenen „Vergangenheit" nicht auf Irrtum und gerechten Entwurf hin untersucht und vom Erfolg her abschließend beurteilt worden sind.

Es ergibt sich daraus, daß auch der Versuch, eine „empirische Sozialnorm" zu entwickeln, notwendigerweise in Verbalistik steckenbleiben muß, weil schon die Prämissen politisch manipulierbar gezielt oder zufällig normverfälschend wirken.

Die Forschung auf dem Gebiet der Gefährlichkeit steckt in kläglichen Anfängen oder sie wird unter anderen Aspekten betrieben, z. B. demjenigen der Aggression bzw. Frustration, der Isolation, Regression, Destruktion usw. Eine Gefährlichkeitsforschung, welche auf dem Kenntnisstand aller gegenwärtig verfügbaren Anthropologien aufbaut, zeichnet sich nirgends ab. Soweit irgendwelche Ansätze zur Vertiefung der Kenntnisse über die Gefährlichkeit vorhanden sind, bleiben sie in monomanen Überbewertungen einzelner Gesichtspunkte stecken, verfallen falschen Generalisierungen oder Fragmentationen oder fixieren sich individualisierend, soziologisierend, gruppendynamisch, sozialpsychologisch, entwicklungsgeschichtlich usw. Die Aufzählung ließe sich beliebig erweitern.

Diese Situation führt dazu, daß die Probleme nicht nur unvollständig, verkürzt, verzerrt usw. dargestellt werden, sondern auch durch eine Vielzahl von Terminologien im Sinne „babylonischer Sprachverwirrung" unkoordinierbar werden. Mehrere Fachwörterbücher erklären zwar Wörter und teilweise auch Begriffe, können aber nicht die Aufgabe eines terminologischen Schlüssels erfüllen, weil keine Klarheit und Einigkeit über die zugehörigen anthropologischen Grundlagen besteht. Sichtbar wird in erster Linie die Vielfalt des „gemischten Salates".

Dieser negativen Kritik stehen sehr einfache positive Möglichkeiten gegenüber. Mit wenig Aufwand wäre eine elementare Standardisierung der Befunderhebung möglich. Ein Terminologieschlüssel könnte erste Ordnung in das Chaos bringen. Notwendigerweise und sinnvollerweise müßte er international organisiert und aufgebaut werden, in Analogie zum psychiatrischen Diagnoseschlüssel der WHO. Bei diesem handelt es sich zwar um einen minimalistischen Kompromiß mit stark traditionellem Einfluß und ungenügend berücksichtigter Freistellung zu Korrekturen. Auch die allgemein anthropologischen Grundlagen sowie die Bewältigung der Schuldifferenzen sind nicht genügend sichtbar gemacht. Hingegen ist das Prinzip der Einigung auf bestimmte Definitionen ein wesentlicher Schritt vorwärts, v. a. im Bereich der statistischen Forschung, die in der Kriminologie angesichts der großen Zahlen eine wesentliche Rolle spielt. Der angesprochene Bereich gehört schon zur Methodologie und müßte diesbezüglich kritisch bearbeitet werden, was an dieser Stelle nicht möglich ist.

Ein nächster wesentlicher Schritt der Gefährlichkeitsforschung müßte bei der Erfassung gefährlicher Einzelpersönlichkeiten unter testologischen, biographischen, biologisch-familiären, sozialen und gesellschaftlichen Gesichtspunkten erfolgen. Dabei wäre die jeweils zugehörige psychische, interaktionelle und soziale Dynamik sichtbar zu machen und verarbeitbar in spezifischen Beziehungssystemen darzustellen. Es gehört zur Natur der Materie, daß an die Genauigkeit derartiger Befunderhebungen keine hohen Ansprüche gestellt werden dürfen. Diese ist immerhin von Beginn der Erfassung an verbesserungsfähig und kann, sofern nicht begonnen wird, eben nicht verbessert werden. Statt einen grotesken Aufwand an kriminalistischen Datenerhebungen zu treiben, die zwar der Verbrecherjagd dienen, aber das Problem der Kriminalität in keiner Weise zu erhellen helfen, könnte wenigstens nach erfolgter und erfolgreicher Jagd eine differenzierte kriminalpsychologische und -pathologische Untersuchung der Delinquenten stattfinden, welche über systematische und damit auch *vergleichbare* Befunderhebung verfügt. Es genügt nicht, daß jeder Gefängnispsychologe tut, was ihm gerade einfällt, oder es läßt, obwohl es ihm eingefallen ist.

Das Gefährlichkeitsproblem verliert seine Aktualität mit der Verurteilung des Verbrechers, der im Hochsicherheitstrakt, in einer gewöhnlichen Haftanstalt oder in der Anonymität eines Landeskrankenhauses verschwindet. Mit dem Verlust des Interesses der Öffentlichkeit geht auch die Bereitschaft von Politikern, Organen der Justiz und Wissenschaftlern zurück, sich um die überhaupt erst angefallenen Probleme zu kümmern.

Sogenannte Verbesserungen im Strafvollzug beruhen keineswegs auf besserem Verständnis der Kriminalität und sicheren Prognosen betreffend Rückfall und Gefährlichkeit, sondern auf teilweisem Gesinnungswandel in der Gesellschaft und der Justiz. Leider hat sich dieser Vorgang nicht auf erhöhte und einigermaßen gesicherte Sachkenntnisse gestützt, sondern wie in vielen anderen Bereichen auf „Mode". So konnte es nicht ausbleiben, daß schwere Fehler unterliefen, die ganze Programme im resozialisierenden Bereich kompromittierten. Dabei zeigt es sich meist, daß die erfolgten Fehler nicht Mängel im Bereich der wissenschaftlichen Erkenntnis aufzeigen, sondern ganz einfach mangelhafte Kenntnisse der handelnden Personen. Es genügt eben nicht, Diplompsychologe oder -pädagoge, Psychiater, Gefängnisdirektor, Kriminologe usw. zu sein, um qualifiziert zu handeln. Auch ein Gremium aus den genannten Berufsgruppen bringt nicht mehr Qualität in die Beurteilung, sondern lediglich weniger Verantwortlichkeit für den einzelnen.

An diesem Punkt der kollegialen Arbeits- und Verantwortungsteilung öffnet sich das System der anonymen Pseudoverantwortlichkeit. Kollegialbehörden, Entscheidungsgremien, oder wie sie sich auch nennen mögen, sind Schutzkonstellationen der sog. Verantwortungsträger. Sie können eine echte Säule der demokratischen

Einrichtungen sein, aber nur bei namentlicher und protokollierter Abstimmung, denn Verantwortung gehört zu den nicht relativierbaren und nicht teilbaren Begriffen im Bereich der sozialen und politischen Ordnungen. Als übertragene Macht zur Entscheidung und Führung kann sie sich nicht ins anonyme Gremium wegschleichen. Dies geschieht zwar täglich und leider meist unbeanstandet, gehört aber radikal angeprangert von jedem denkfähigen demokratischen Bürger. Die Institutionen machen zwar nicht den Staat aus, aber sie lassen ihn erkennbar werden. Aus derartiger Sicht werden tragische Zwischenfälle im Bereich des Umgangs staatlicher Organe mit Kriminellen und Geisteskranken oder Abartigen zu gesamtgesellschaftlichen Problemen und nicht im Sinne üblicher Kurzschlüssigkeit zur Suche nach dem Verantwortlichen. Sofern man diesen nämlich findet, pflegt es ein kleiner inkompetenter drittrangiger Funktionsträger zu sein, wie der Heizer am Krematorium.

Mit der Herstellung erkennbarer Verantwortlichkeit läßt sich auch die Gefährlichkeit besser in den Griff bekommen; und zwar nicht etwa durch Verstärkung der Angst, es könnte etwas passieren, was nicht sein darf, sondern durch damit verbundene Hinwendung zum tatsächlich vorhandenen, oft sehr vielschichtigen Problem der Gefährlichkeit, das nicht durch Einsperren zu bewältigen ist und auch nicht durch Psychopharmaka, es sei denn als Hilfsmittel.

Wird die Gefährlichkeit erst als Hauptaufgabe zur sozialen und wissenschaftlichen Bewältigung herausgestellt und die Bewältigung zum ersten Programmpunkt erhoben, so verschwindet die Polarisierung zwischen Kriminalisierung und Pathologisierung, weil die wertfreie Betrachtungsweise im Bereich der Gefährlichkeit eine neue Perspektive (3. Dimension der Betrachtung im Sinne eines Tertium comparationis) eröffnet, welche jenseits der Normativitäten liegt. Die abzuwehrende Wirklichkeit heißt nicht Krankheit, Abartigkeit, Kriminalität, sondern *Gefahr.*

Diese Gefährlichkeit muß außerhalb der sog. Gerechtigkeit gesehen werden, wenn auch nicht außerhalb der Rechtsstaatlichkeit.

Sinn und Zweck einer Kriminalpsychopathologie in unserer Zeit besteht demnach im Erkennen der Gefährlichkeit und der Schaffung von Grundlagen ihrer sachgerechten Bekämpfung.

B. Theoretische Grundlagen

Entwicklung der Kriminalpsychopathologie

Für die Entwicklung der modernen Kriminalpsychopathologie ist v.a. die 2. Hälfte des letzten Jahrhunderts von Bedeutung, die z.T. stark spekulative Hypothesen im anthropologischen und im damaligen Sinne naturwissenschaftlichen Bereich hervorbrachte.

Der Arzt und Naturforscher *Charles Darwin* (1809-1882) hatte der Biologie durch seine Entwicklungstheorie ein gewaltiges systematisches Fundament geliefert, dessen geistige Wirkung trotz Kritik und Korrekturen (v.a. durch die Mutationstheorie) bis in unsere Gegenwart hineinreicht. In gewissem Sinne mit umgekehrter Betrachtungsrichtung haben die Franzosen *B.A. Morel* (1803-1873) und *V. Magnan* (1835-1916) durch ihre Degenerationstheorie gewirkt. Der belgische Mathematiker *Adolphe Quetelet* (1796-1874) hat im anthropologisch-sozialen Bereich statistische Meßbarkeiten erarbeitet und dadurch besonders auch für die Kriminologie wichtige naturwissenschaftliche Grundlagen geschaffen.

Als der Gerichtsmediziner und Psychiater *Cesare Lombroso* (1836-1909) 1876 sein Hauptwerk *L'uomo delinquente* veröffentlichte, war es aus dem Geist der Zeit gegeben, Verbrechen vom Verbrecher her zu erklären, d.h. über eine Kriminalanthropologie zum Verständnis des heute weitgehend als psychosozial verursacht gesehenen Phänomens „Verbrechen" zu gelangen. Seine Forschung war somit anthropozentrisch orientiert. Ferner war Wissenschaftlichkeit auch auf diesem Gebiet seit Quetelet mit Meßbarkeit verbunden. Diese bestand aber erst im körperlichen Bereich. Lombrosos Denkweise war daher stark morphologistisch ausgerichtet. Körperliche Merkmale und Proportionen mußten herhalten, um den „geborenen Verbrecher", ein Abstraktum, herauszuarbeiten und zu generalisieren. Nachdem er sich als Psychiater bereits 1864 in *Genio e follia* mit Begabung und Degeneration befaßt hatte, allerdings in mehr spekulativen Betrachtungen, war die empirische Zuwendung zum Biologischen hin für ihn auch ein Schritt in Richtung auf bessere Beweisbarkeit. Ein Schlüsselerlebnis soll die Entdeckung eines „os occipitale intermedium" an der Leiche eines Mörders gewesen sein, die er als Gerichtsmediziner sezierte.

Er fand im Bereich des Hinterhauptbeins einen Zwischenknochen, der normalerweise noch bei den Menschenaffen, aber auch bei Anthropoiden und Anthropomorphen vorkommt, beim Homo sapiens aber fehlt.

Morphologistisch denkend, seiner Epoche gemäß, dachte sich Lombroso anläßlich dieser Beobachtung etwas, das vermutlich nicht jeder gedacht hätte. Vielleicht „fiel es ihm auch nur ein" und war eben so ein Aha-Erlebnis im weiten Feld der nicht genau kontrollierbaren Geistesblitze. Fest steht, daß seine Beobachtung eine tiefgreifende perspektivische Überlegung auslöste: Wenn es möglich war, daß entwicklungsgeschichtlich überholte biologische Zustände „reaktiviert" werden, dann war es naheliegend, eine Analogie zu vermuten im Verhaltensbereich, d.h. die selbstverständliche kannibalistische Aktivität erscheint vorerst in einer tötenden Gesinnung, genannt „Mord" mit entsprechender Mordlust. Dieses Wiederwachwerden vergangener entwicklungsgeschichtlicher Zeiten und die Reaktivierung zugehöriger Verhaltensmuster bezeichnete Lombroso als *Regression*. Für ihn war seine Entdeckung zu einer Art Wiedergeburt des „homo neandertalensis" gediehen. Theoriekritisch muß bereits hier angemerkt werden, daß Lombroso von seinem an sich genialen Gedanken derart fasziniert gewesen sein muß, daß er ihn falsch generalisierte, d.h. den Einzelfall zum Ausgangspunkt seiner der damaligen Zeit entsprechenden Hypothese machte, „das Verbrechen" könnte auf biologisch begründeter Regression beruhen.

Zweiter Generalisierungsschritt: biologische, d.h. in seinem Fall morphologisch feststellbare Merkmale der Regressivität müssen logischerweise Hinweise auf Disposition zu Kriminalität sein. Ein buntes Sammelsurium von regressivistisch ausdeutbaren Merkmalen war die Folge seiner falschen Generalisierung und systematischen Forschung auf dem einseitigen Geleise der degenerativen Regression. Angewachsene Ohrläppchen, zusammenkommende Augenbrauen über der Nasenwurzel, Auftreten von zwei Lückenzähnen zwischen Eckzahn und Schaufel statt nur einem, wie heute durchschnittsnormal, aber auch proportional zu lange Arme gegenüber der Beinlänge oder zurückgesetzt erscheinende Daumen, kellenförmiger Unterkiefer, vorspringende Augenwülste usw. wurden zur Stützung einer biologisch-morphologistischen Theorie vom „geborenen Verbrecher" verwendet.

Die erste für die damalige Zeit wissenschaftliche Kriminologie war begründet.

Lombroso war auch neurophysiologisch interessiert. Er hat als zweite kriminogenetische Disposition den *Epileptoidismus* in den Vordergrund gestellt und damit wohl als erster mit weltweiter Wirkung eine Beziehung zwischen Verbrechen und Psycho- bzw. Neuropathologie hergestellt. Seine generalisierende Denkweise sah im sog. Epileptoidismus nicht nur die Krankheit Epilepsie, welche, wenn auch nicht in allen Formen, bereits in der Antike bekannt war, sondern ein psychosomatisches Erscheinungsbild, das v.a. mit Affekten zusammenhängt, nämlich der Aufstauung grober Affekte und deren anfallsförmiger Entladung. Eine Formel, die noch heute für viele kriminodynamische Abläufe bedeutungsvoll ist. Lombroso hatte erkannt, daß Epilepsie nicht nur eine „Psychose" ist, sondern der Kern einer breit gestreuten psychobiologischen Persönlichkeitsvariante mit den typischen Merkmalen der Explosivität als einem Extrem und der Zähflüssigkeit als Gegenpol: „Kleben" als abnormes Beharren und Sich-nicht-ablösen-Können und Unstetheit als Gegenfunktion („Der fahrende Gesell muß ewig weiterziehen"). Abnorme Bindung, abnorme Bindungsunfähigkeit im Sinne der Unstetheit sowie die zum sakralen Irrealismus neigende irreale Bindung an Übersinnliches zeigen aufgrund der noch sehr einfachen klinischen Zuordnungen und des Fehlens einer brauchbaren Psychodynamik jedoch noch wenig System.

Zusammenfassend kann also gesagt werden, daß Lombroso früher als seine Zeitgenossen eine kriminogenetische, biologisch begründete und oft psychopathologisch sich auswirkende Konstellation an der Basis von Verbrechen gefunden hat, mit allen Vorbehalten, die aus heutiger Sicht notwendig sind. Sein paradigmatischer Durchbruch in eine für damalige Verhältnisse naturwissenschaftliche Kriminalanthropologie hat noch heute Schwellenwert gegenüber früheren alttestamentarischen, mystischen, global gesagt irrationalen Betrachtungsweisen des Verbrechers in erster Linie und des Verbrechens im allgemeinen. Aus heutiger Sicht erscheint der Morphologismus Lombrosos absurd, da aus der sichtbaren Körperlichkeit grundsätzlich verhaltensgebundene Vorgänge wie „Verbrechen" abgeleitet werden. Für das geistesgeschichtlich zutiefst materialistische 19. Jahrhundert war Lombrosos Denkweise zu Recht bahnbrechend. Aus den Erscheinungen des Bösen im Menschen, den Verbrechern und dem Verbrechen wurde ein biologisch wenigstens teilweise erklärtes Schicksal (Determinismus).

Die Jahrhundertwende brachte mit *Sigmund Freud* (1856–1939) und der von ihm ausgehenden Psychoanalyse von Morphologie und Biologie weitgehend abgelöste, psychologistische Denkweisen zum Zuge. Hypnose- und Hysterieforschungen hatten den von der Hirnanatomie und Neurologie herkommenden Freud über das organische Substrat hinaus denken lassen. Die Psyche war für ihn mehr als unmittelbare Funktion des Gehirn und Sinnesorganen, nämlich ein weitgehend selbständiges und eigenen Gesetzen folgendes System. Im Prinzip der freien Assoziation, in der Deutung von Fehlleistungen, in neurotischen Symptomen und insbesondere in der mit besonderer Technik erarbeiteten Traumdeutung fand er Zugänge zum sog. Unbewußten.

Aus heutiger Sicht handelte es sich um das *persönliche Unbewußte,* d. h. jenen Teil des Unbewußten, welcher sich im Laufe der einzelpersönlichen Entwicklung bildet. Dieser umfaßt alle lebensgeschichtlich erworbenen, im Unbewußten fixierten Engramme, welche nach Sinnesbereichen differenzierbar sind: optisch, akustisch, haptisch, geruchlich und geschmacklich, ferner sensomotorisch und emotional-affektiv. Ihr Verbundsystem unterliegt dem Prinzip der freien Assoziation ohne zeitliche, räumliche und rationale Ordnung. Je nach Prägungsintensität weisen die Engramme einen verschieden intensiven „Programmierungseffekt" auf, sofern man hier einen technischen Vergleich anstellen will.

Wesentlich für die Kriminalpsychologie und -pathologie war in erster Linie Freuds Aufklärung der *Psychogenese* bestimmter Symptome. Die psychoanalytische Erfahrung im Umgang mit sog. Neurosen hatte bei ihm zur Vorstellung der Traumatisierbarkeit der Psyche geführt und von daher zum *Symptomverständnis* als „Sprache" des Unbewußten, dessen Inhalt Aussagewert bezüglich der im Unbewußten fixierten Störung hat. Bewußtmachung konnte demnach Heilung bedeuten. Verbrechen konnte in bestimmten Fällen Symptom sein, z. B. Ausdruck eines neurotischen Strafbedürfnisses, welches seinerseits auf einer verdrängt masochistischen Triebstruktur beruhen mochte. Derartige Kriminalität wies zwar neurotischen Krankheitswert auf, blieb aber in der forensischen Psychiatrie der 1. Hälfte des 20. Jahrhunderts außerhalb der anerkannten „Scholastik". Nicht nur Täterschaft als Krankheit und Tat als Symptom illustrierte die psychoanalytische Palette, sondern auch Geständniszwang als Hinweis auf die ungeheure Macht der unbewußten Instanz „Über-Ich".

Eine Theorie der Kriminalität hat die Psychoanalyse nicht aufgebaut. Sie hat auch ihre Entdeckungen über neurotisch-kriminelle Symptome nicht falsch generalisiert. Wesentlich bleibt wohl die Repsychologisierung der Kriminalität, d. h. die Betonung der psychologischen Ursprünge und Entwicklung, und damit die Überwindung jenes hoffnungslosen Biologismus, den uns Lombroso indirekt beschert hatte.

Insbesondere die frühe Psychoanalyse, die weitgehend von ihrem Begründer geprägt war, glaubte an die Psychogenese „alles falsch Geratenen" im Menschen und entsprechend auch an die Korrekturmöglichkeit durch Anwendung ihrer besonderen analytischen Methoden. Diese Haltung führte zu einem therapeutischen Optimismus, dessen Verwirklichung jedoch in Spekulation und Illusion stekkenblieb, weil die Psychoanalytiker weder von ihrer Zahl noch von ihrer Arbeitsweise her in der Lage sind, Tausende von - zudem meist mittellosen - Kriminellen zu behandeln, wobei das Problem der Indikation einer derart spezifischen und intellektuell anspruchsvollen Therapieform noch hinzukommt. Für die angewandte Kriminalpsychologie und -pathologie bleibt also vorerst nur eine optimistisch-psychologistische Verständnisdimension mit viel Erkenntnis und wenig praktischer Wirksamkeit.

Auf einer völlig anderen Entwicklungslinie lag dann in der 1. Hälfte des 20. Jahrhunderts wieder der Ansatz *Franz Exners* (1881-1947). Er steuerte einen abgeschwächt biologistischen Kurs, nachdem bereits klar war, was die Theorien Darwins und Lombrosos tatsächlich in der Kritik überstanden hatten. Die Rücknahme des empirischen Forschungsbereichs auf die tatbestandsmäßig verurteilten Täter und der daran anschließende Versuch, eine gültige Tätertypologie zu entwikkeln, brachte zwar brauchbare Generalisierungen, die ihrerseits als Annäherungsformen des Erkennens dienen konnten, aber kein Konzept der empirischen Forschung im Bereich der Kriminalität.

Das Korsett der positivrechtlich bestimmten Täterschaft ist derart eng und enthält - gewollt oder nicht - eine Selektion der Täter in Richtung auf Minderbegabung, Abartigkeit und Defekt der Persönlichkeit, so daß damit keine dem Phänomen Verbrechen angemessene Kriminologie entwickelt werden kann.

Dem in der Öffentlichkeit zu allen Zeiten wachen Bedürfnis, „den Verbrecher" objektiviert als „einen Besonderen" zu sehen und die Möglichkeit zu haben, ihn als „Sündenbock" auszugliedern zwecks entsprechender Behandlung, entsprach fürs erste Exners Konzept; nicht zuletzt, weil es dem System des geltenden positiven Strafrechts unterstützend entgegenkam mit einem pseudowissenschaftlichen, pseudoempirischen Gemisch von Erfahrung und Behauptung, das zu Recht Mitte des 20. Jahrhunderts sang- und klanglos vergessen wurde. Geistige Nachfolger, die sich vermutlich ihrer Nachfolgerschaft nicht bewußt sind, versuchen inzwischen mit methodologisch verbesserten Mitteln merkmalkritisch herauszuarbeiten, durch welche Signifikanzen Gewalttäter, Betrüger, Diebe usw. psychologisch dingfest gemacht werden könnten. Soweit sie wissen, daß sie gleichsam Karikaturisten sind, mag ihr Beitrag zur Erkenntnis anerkannt werden. Die Kunst des Karikierens besteht im Weglassen, und weggelassen werden bei derartigen wissenschaftlichen Bemühungen all jene Kriminellen, die es zwar der Tat nach sind, die aber entweder nicht gefaßt bzw. wenn gefaßt, aus verschiedenen Gründen nicht verurteilt werden konnten.

Der statistische Ansatz bringt bereits in der Auswahl, dann auch in der Differenzierung und zuletzt in der Auswertung im Bereich der Kriminologie zu wenig, da Mathematisierung fast immer Erkenntnis mindert, sie aber kaum je mehrt. Dadurch hat „Verhältniszahlenmagie" vorzeitig notwendige Beobachtung abgebrochen und durch Psychologisierung von normativ begründeten Tatbeständen eine pseudowissenschaftliche Basis verabsolutiert. Diese inzwischen als traditionelle Kriminologie etablierte Forschungsrichtung übersieht in vielen Belangen das Gewicht beobachtender, klinischer Kriminalpsychologie und -pathologie auf breitester soziologisch-psychologischer Ebene über alle Tatbestandsmäßigkeit hinaus. Die Zuhilfenahme völlig ungenügender, weil zu sehr verkürzter Befunderhebungstechniken, wie sie in sog. Persönlichkeitstests enthalten sind, begründet und verstärkt zusätzlich die Fehlerbasis.

Die experimentell begründete Persönlichkeitsdiagnostik, speziell das weite Feld der Testologie, der neurophysiologisch begründeten Techniken, der soziologischen und biographischen Befunderhebungen, ist bisher in keiner vereinheitlichten Standardform erfassungstechnisch koordiniert, obwohl die Möglichkeit dazu durchaus besteht. Das Wichtigste, nämlich die Erarbeitung einer gültigen Basis der psychologischen und auch psychopathologischen Forschung, wird leider unterlassen und durch bequeme, verkürzte, meist fragmentarisierende Einzeltests ersetzt. Diese maßen sich einen überhöhten Gültigkeitswert innerhalb der gemessenen Fragmente an, ohne dem Anspruch auf relativ ganzheitliches Erfassen (auch nur soweit möglich) gerecht zu werden.

Zu den großen Forschungsrichtungen, die vorerst keinen direkten Bezug zur Kriminologie erkennen lassen, aber bis in unsere Gegenwart herein zunehmend Gewicht erhalten, gehören die Lehren *Iwan P. Pawlows* (1849–1936), der durch seine tierexperimentellen Untersuchungen über die Verdauungsdrüsen um die Jahrhundertwende die Lehre von den „bedingten Reflexen" entwickelte. Er beschrieb als erster das Einschleifen von Verhaltensmustern am physiologischen Modell. Obwohl Zeitgenosse Darwins, Lombrosos, Freuds und zahlreicher anderer großer Geister, ließ er sich durch die herrschenden geistigen Perspektiven nicht von seiner soliden Experimentalarbeit abbringen. Was er betrieb, war keine Psychologie, die sich etwa den Psychologismen Freuds als Alternative anbieten konnte, sondern Physiologie mit 2 wichtigen Aspekten: der *Konditionierung* einerseits, d. h. der Herbeiführung von Verhaltensmustern durch gezieltes Einüben bestimmter Funktionszusammenhänge, und der *Fehlinnervation* andererseits, d. h. der psychogenen Fehlsteuerung im Organismus. Letztere konnte eine solide pathophysiologische Grundlage für die sog. Neurose bilden und damit das psychologistische Konzept Freuds in Frage stellen. Dies ist erst rund 50 Jahre später geschehen mit der Entwicklung der *psychosomatischen Medizin.*

John B. Watson (1878–1958), ein amerikanischer Psychologe, hat als erster die aus Pawlows Tierexperimenten hervorgehenden Erkenntnisse und Methoden in entsprechende Verhaltensforschung am Menschen umgesetzt und Ansätze einer *Lerntheorie* entwickelt. Um 1912 begründete er die Forschungsrichtung des sog. *Behaviorismus.* Die Zwischenkriegszeit und die spätere europäische Entwicklung ließen Watson ungerechtfertigt rasch aus der Mode kommen. Die inzwischen zu einem fast religiösen Glaubensbekenntnis gewordene Psychoanalyse überschattete die Weiterentwicklung von Pawlows und Watsons Gedanken, nicht zuletzt, weil die anthropologische Forschung in marxistisch orientierten Ländern Pawlow zu ihrem Papst und damit seine Erkenntnisse zum Glaubensbekenntnis gemacht hatte.

Verbrechen war demnach ein Phänomen sozialer Fehlkonditionierung, das – laut Ideologie – im Sozialismus nicht mehr vorkommen sollte, sofern nicht Geisteskrankheit im Spiele sei.

Die inzwischen zur Tiefenpsychologie mit diversen Schulen ausgewachsene

Psychoanalyse hat nach Freud durch *C. G. Jung* (1875–1961) und seine Lehre vom *kollektiven Unbewußten* eine Ergänzung erfahren. Dieses umfaßt die der Menschheit als Art innewohnenden, vorgeformten psychischen Strukturen, welche als inhaltlich vorgeformte, aber ausfüllungsbedürftige Funktionsschemata zu verstehen sind. Sie sind verwandt mit den Instinkten, soweit sie artspezifisch und angeboren sind, unterscheiden sich aber durch ihre inhaltliche Ausfüllungsbedürftigkeit. Darin liegt ein wesentlicher Unterschied des Menschseins gegenüber dem Tiersein, weil die Gestaltungsoffenheit dieses Systems durch die Lernfähigkeit des Menschen gewahrt bleibt im Gegensatz zu den inhaltlich weitgehend festgelegten Instinkten der Tiere. C. G. Jung hat diese Formationen als Archetypen bezeichnet und sie im kollektiven Unbewußten zusammengefaßt. Seine Archetypenlehre, die für das Gute, Böse, Gerechte, Göttliche, Teuflische usw. vorgeformte unbewußte Figuren annimmt, deren Gestaltungskraft unbewußte Wirkungen auslöst, ist insbesondere für die Kulturpsychologie, Mythologie und Religionsforschung von Bedeutung. Die *Symbolsprache des kollektiven Unbewußten* mag für Strafsymbolik, Rache, Vergeltung, Sühne, Gnade usw. von Interesse sein. Für eine praktisch angewandte Kriminalpsychopathologie enthält Jungs Lehre aber wenig Anstöße. Allerdings können etwa Delikte im Zusammenhang mit Exorzismus und Hexenverfolgungen durch Jungs Psychologie aufgehellt werden.

Wesentlich anders liegen die Dinge im Falle *Alfred Adlers* (1870–1937), dessen Konzept der Minderwertigkeit und ihrer (Über-)Kompensation sowie des stellungnehmenden Ichs v. a. der Ich-Psychologie und einer personalistischen Auffassung vom Menschen nähersteht.

Der letzte in der Garde der Großen präsentiert sich im tiefenpsychologischen Bereich mit *Leopold Szondi* (1893–1986). Ursprünglich Genetiker, später Psychoanalytiker, erkannte er mit Recht, daß zwischen Freuds Vorstellungen eines persönlichen und Jungs Annahme eines kollektiven Unbewußten eine Lücke klaffte, weil bei beiden Konzepten die Heredität fehlte.[1] Bei Freud war es in großen Zügen ein

---

[1] In seinem wenig beachteten Spätwerk *Die endliche und die unendliche Analyse* schrieb Freud 1937 (*Gesammelte Werke*, Bd. XVI, London 1950, S. 85 ff.):

> Es besteht kein Grund, die Existenz und Bedeutung ursprünglicher mitgeborener Ich-Verschiedenheiten zu bestreiten. Schon die eine Tatsache ist entscheidend, daß jede Person ihre Auswahl unter den möglichen Abwehrmechanismen trifft, immer nur einige und dann stets dieselben verwendet. Das deutet darauf hin, daß das einzelne Ich von vornherein mit individuellen Dispositionen und Tendenzen ausgestattet ist ...
>
> Es bedeutet noch keine mystische Überschätzung der Erblichkeit, wenn wir für glaubwürdig halten, daß dem noch nicht existierenden Ich bereits festgelegt ist, welche Entwicklungsrichtungen, Tendenzen und Reaktionen es später zum Vorschein bringen wird. Die psychologischen Besonderheiten von Familien, Rassen und Nationen ... lassen keine andere Erklärung zu. Ja noch mehr, die analytische Erfahrung hat uns die Überzeugung aufgedrängt, daß selbst bestimmte psychische Inhalte wie die Symbolik keine anderen Quellen haben als erbliche Übertragung ...
>
> Für das Psychische spielt das Biologische wirklich die Rolle des unterliegenden gewachsenen Felsens.

Nicht nur die Erkenntnis Jungs über das kollektive Unbewußte wird hier sinngemäß anerkannt, sondern auch die von vielen Tiefenpsychologen noch immer geleugnete Bedeutung der Heredität. In einer Zeit, als die Entwicklung zum rein psychogenetischen Denken am stärksten war und Erbbiologen und Tiefenpsychologen keine Zusammenarbeit fanden, hat Freud bereits seine psychologischen Erkenntnisse in ihren hereditär-biologischen Rahmen gestellt.

persönlich erworbenes, bei Jung ein irgendwie vorgegebenes, sozusagen vom Himmel gefallenes Unbewußtes.

Die ungeheure Bedeutung des Ahnenerbes, der familiär übermittelten, genetisch gebundenen Anlagen, führte Szondi zur Annahme eines *familiären Unbewußten.*

Dieser Bereich findet also seine Begründung und Begrenzung in der Tatsache, daß der Mensch auch ein hereditär-genetisch begründetes Wesen ist. Psychische Strukturen sind auf Triebstrukturen reduzierbar, und Triebe sind nach Szondis „Gentheorie der Triebe" genetisch begründete bioenergetische Potentiale, welche sich im Laufe der Persönlichkeitsentwicklung nach einem „Tempierungsplan" zu Triebfaktoren und Ganztrieben ausformen. Das Gemeinsame aller Triebe wird von Szondi in ihrem genetischen Ursprung erblickt.

Für Szondi stellte sich dann die Frage, welche Funktion die in die Latenz verdrängten Triebgene haben, da sie ja nicht absterben durch den Erbgang, sondern lediglich bei der Bestimmung des äußeren Erscheinungsbildes (Phänotyp) nicht sichtbar mitwirken.

Wenn die Triebe in den Genen angelegt sind und lediglich die in der Dominanz befindlichen phänotypisch in Erscheinung treten können, d. h. ihre vitalen Energien im manifesten Lebensvorgang direkt entladen und befriedigen, so bleibt den latenten Genen, die ja in der Latenz nicht tot sind, dieser unmittelbare Manifestationsweg verschlossen. Ihre vitalen Triebenergien stauen sich daher auf und drängen auf einem besonderen Weg nach Befriedigung.

Die in der Dominanz sichtbar werdende Eigenpersönlichkeit des einzelnen erscheint daher als Vorderansicht eines auf der Spitze stehenden Kegels, welcher die Unsumme der Ahnen versinnbildlicht, deren Gene die Person (als Kegelspitze) in sich trägt. Primitiv ausgedrückt, befindet sich der Phänotyp unter dem ständigen Druck des in die Latenz verdrängten Ahnenerbes.

Gefangen in der Einzelperson und durch Latenz aus dem Phänotyp verdrängt, bleibt den „latenten Ahnen" keine andere Möglichkeit, ihre triebenergetischen Potentiale zu befriedigen, als durch unbewußte Bestimmung des Wahlverhaltens des Phänotyps.

Da die latenten Gene sich also im Phänotyp nicht unmittelbar manifestieren können, bestimmen sie einen Teil seiner Funktionen, nämlich die „Wahl in Liebe, Freundschaft, Beruf, Krankheit und Tod". So lautet auch der Untertitel von Szondis im Jahre 1942 erschienenen Werkes *Schicksalsanalyse,* in dem er das Konzept dieser Vorstellungen erstmals entwickelte und in dem Wahlhandlungen als Sprache des familiären Unbewußten herausgestellt werden.

Für das persönliche Unbewußte ist demnach das *Symptom,* für das kollektive das *Symbol* und für das familiäre die *Wahl* die charakteristische Ausdrucksweise. Der dominante Phänotyp „wählt" in Liebe, Freundschaft, Beruf, Krankheit und Tod im Sinne der Schaffung einer Befriedigungsmöglichkeit für seinen in die Latenz verdrängten sog. Hintergänger. Diese Erscheinung bezeichnet Szondi als Genotropismus.

Er will damit beispielsweise besagen: Eine latente Anlage zum Sadismus kann unbewußt die Berufswahl zum Metzger oder Chirurgen bestimmen (je nach Humanisationsstufe der betreffenden Persönlichkeit), oder ein Konduktor für Epilepsie strebt bei seiner Partnerwahl nach einem ebenfalls mit Epilepsie belasteten Partner und folgt dabei unbewußt der triebhaften Tendenz zur Rückkreuzung. Ein hereditär mit Epilepsie Belasteter, aber nicht Kranker, neigt zu Wutanfällen, explosivem Verhalten, „Kleben“ und/oder Ausreißen, zum Entfremden, Zerstören und/oder sakralfetischistischer Heiligtumsverehrung sowie verbal zum Verdammen des Bösen und/oder Predigen des Guten. Ein fanatischer Antialkoholiker heiratet eine Frau, die süchtig wird (es muß nicht immer Alkohol sein).

Szondis These besteht also in diesem für seine Lehre wesentlichen Punkt darin, daß der Phänotyp in einer unbewußten dynamischen Beziehung zu den aus dem Ahnenerbe stammenden, in die Latenz verdrängten und in unbewußten Existenzformen (der Ahnen) zusammengefaßten genetischen Potentialen steht.

Da die unbewußten Wahlvorgänge in den verschiedenen Lebensbereichen schicksalsbestimmenden Charakter haben, hat sie Szondi zum speziellen Gegenstand seiner Forschungsrichtung gewählt. Die systematische Bestimmung der Genotropismen anhand der Wahlvorgänge ermöglicht Rückschlüsse auf das latent gebliebene Triebleben im Rahmen des sog. Hintergängers. Dieser umfaßt die Vielzahl der im dominanten Phänotyp nicht zur Manifestation gelangten genetisch bedingten Triebwirkungen.

Zur systematischen Bewältigung seiner Aufgabe hat Szondi die hereditär verankerten Formenkreise der psychiatrischen Erkrankungen als Triebkrankheiten und Anomalien aufgefaßt und ihre charakteristischen Grundelemente zu einem faktoriellen Triebsystem zusammengestellt, welches die systematische Grundlage seiner Anthropologie bildet.

Danach sind 4 Ganztriebe mit 8 Triebfaktoren in diesem als Denkmodell aufzufassenden System in polare Gegensatzpaare aufgeteilt, so daß insgesamt 16 Triebtendenzen zur Darstellung gelangen.

Diese stehen nach Szondi in einem dialektisch-dynamischen Zusammenhang, dessen jeweilige funktionelle Resultante den klinisch in Erscheinung tretenden Phänotyp bestimmt.

Der sog. Szondi-Test ist auf diesem System aufgebaut und benutzt die Wahlvorgänge in besonders geeichten Bildserien mit spezifischem triebfaktoriellem Aufforderungscharakter. Das Ergebnis erlaubt eine Sichtbarmachung der jeweiligen Triebstruktur und der damit verbundenen Dynamik, aufgeteilt in Dominanz und Latenz, Vordergänger und Hintergänger. Eine für die Kriminologie äußerst wertvolle Auswertungsmethode wurde als sog. Existenzformanalyse entwickelt. Es handelt sich dabei um die Erfassung strukturell und dynamisch ganzheitlich koordiniert auftretender Reaktionsformen. Deren Merkmale sind zwar durch bestimmte triebfaktorielle Charakteristika bestimmt, ihre ganzheitliche Eigenschaft läßt sich aber aus dem Miteinander ihres Auftretens und Funktionierens erkennen. Die Existenzformanalyse hat bisher 17 Existenzformen differenziert.

Durch diese Methode ist es möglich, die qualitativen und quantitativen Proportionen der dem betreffenden Individuum eigenen Existenzmöglichkeiten aufzuzeigen, wobei sowohl die latenten wie die manifesten erfaßt werden. Je geringer die Zahl der Existenzformen einer Person ist, desto geringer sind auch ihre Wahlmöglichkeiten und desto größer ist ihre Annäherung an ein Zwangsschicksal, sei es in Krankheit, Verbrechen oder positiver Lebensgestaltung. Der Schicksalsbegriff Szondis ist auf Determinanten aufgebaut, aber nicht primär determiniert als „Zwangsschicksal“ im Sinne des Fatum der antiken Tragödie, das bei Lombrosos

„geborenem Verbrecher" wie ein Gespenst erscheint. Die jeder Person wesenseigenen Schicksalsmöglichkeiten und die Wahlmöglichkeiten des Ichs innerhalb des Fächers seiner Existenzformen geben der Person eine Chance zur relativen Freiheit in der Schicksalswahl.

Durch die Schicksalsanalyse als der Wissenschaft vom familiären Unbewußten schloß Szondi eine Lücke zwischen Psychologismus und Biologismus im anthropologischen Denken, welche viele unfruchtbare Kontroversen begründet hatte. Insbesondere die Neigung des Erbbiologen zum Determinismus und diejenige des Tiefenpsychologen zum Indeterminismus, welche sich scheinbar zwangsläufig aus den jeweiligen Spezialwissenschaften zu ergeben schien, wurde durch die Schicksalsanalyse ad absurdum geführt. Die Alternative von determiniertem Biologismus einerseits und indeterminiertem Psychologismus andererseits wurde irreal, weil die tiefenpsychologische Dynamik der erbbiologischen Determinanten im Rahmen der unbewußten Funktionen geklärt werden konnte.

Szondi führte nicht einfach im Sinne einer längst fälligen Zutat die Erbbiologie in die Tiefenpsychologie ein bzw. umgekehrt, sondern er verarbeitete sozusagen das Gesamtwissen über das Unbewußte auch aus philosophisch-psychologischen Erkenntnissen. Seine Triebdialektik und -pathologie beinhaltet die traditionellen Befunde sowohl der Psychiatrie als auch der Psychoanalyse und anderer psychologischer Schulen. Für die Kriminalpsychologie und -psychopathologie ist Szondi der erste große Integrator verschiedener Forschungsrichtungen im weiten Bereich von Psychologie, Psychopathologie, Psychiatrie und Erbpsychobiologie.

Erstmals erscheint von empirischer Seite her die Freiheit des Menschen als meßbare Fähigkeit zur Stellungnahme zu sich selbst und zur eigenen Welt, geschlossen in einem funktionalen Regelkreis, der verzögerungslos Innen- und Außenwelt steuert. Erst bei Szondi wird empirisch faßbar, was Philosophen vor ihm von Sokrates bis Nietzsche genial intuitiv formulierten, z.B. die unbewußte innere Beziehung zwischen Gerechtigkeit und Aggression, die Bedeutung der Introjektion, Negation, Akzeptation, Frustration usw.

Für die Kriminalpsychologie und -psychopathologie erschienen hier erstmalig nicht nur experimentell faßbare Triebstrukturen (Szondi-Test) und ihre zugehörige Dynamik in technisch kontrollierbarer Form, sondern auch die Möglichkeit, trieb- und psychodynamische Gegebenheiten und Vorgänge zur Erklärung von Kriminogenese und Kriminodynamik überprüfbar einzusetzen.

Wenn Schicksal Wahlschicksal ist, dann herrscht nach Szondi nicht einfach Freiheit, sondern eine beschränkte Wahlfreiheit zwischen energetisch und hereditär verschieden stark vertretenen Schicksalsmöglichkeiten bzw. Existenzformen. Schicksalstherapie meint daher Herstellung einer möglichst hohen Bewußtheit der eigenen Existenzformen und einer entsprechend vergrößerten Möglichkeit, durch Wahl der brauchbarsten eine Optimierung des Daseins zu erreichen.

Für die Kriminologie enthält diese Möglichkeit eine Aufforderung zur Bestimmung der effektiven „Kriminalität" des Verbrechers, d.h. der Klärung seiner sozial gefährlichen Existenzformen und seiner sozial positiven Möglichkeiten. Eine Kriminaltherapie hätte im schicksalstherapeutischen Sinne die Aufgabe, dem Kriminellen die ihm mitgegebene Wahlfreiheit verfügbar zu machen und die Wahl einer sozial positiven Existenzform zu ermöglichen. Zur Erreichung eines derart hochgesteckten Zieles genügen die rein analytischen Methoden nicht. Die Bewußtwerdung der Existenzmöglichkeiten und die Herstellung der Wahlfreiheit begründen noch kein stabiles Resultat.

Tiefenpsychologie kann über sich selbst nicht hinaus. Auch Szondi blieb im Anthropozentrismus stecken. Die von Pawlow ausgehenden Perspektiven liegen jenseits seines Konzepts.

Im bisher Gesagten fehlt noch ein Hinweis auf die Rolle der *Psychiatrie*. Sie hat als empirische und vor allem klinische Disziplin wohl den - historisch gesehen - längsten Weg hinter sich. Seit der Aufklärung vollzog sich eine beeindruckende Entwicklung bis in unsere Gegenwart herein. Ein erster Schritt bestand darin, daß „Verbrecher“ und „Verrückte“ getrennt und an letzteren sogar erstmals Behandlungsversuche unternommen wurden. Vom Teufel besessene „Hexen“ hingegen wurden noch bis weit ins 18. Jahrhundert hinein verbrannt. Geisteskrankheit, Kriminalität und Aberglaube wurden in heute uneinfühlbaren Zusammenhängen gesehen.

Erst das napoleonische Europa setzte organisierte Rationalität und Institution durch und trennte damit auch die Disziplinen. Psychiatrie wurde medizinisches Lehrfach, welches nebst seiner spezifisch klinischen Entwicklung zwecks Erkennen und Behandeln von psychischen Erkrankungen auch immer wieder mit Kriminalität befaßt war. Die Beurteilung der in den Strafrechtsordnungen als Strafausschließungs- und -milderungsgründe verankerten sog. Zurechnungsfähigkeit, aber auch die der Handlungs- und Testierfähigkeit, wurde schon früh ein besonderes Anliegen der Psychiatrie und später sogar ein eigenes Fachgebiet, die sog. forensische Psychiatrie.

Von ihrer eigenen Tradition her betrieb die Psychiatrie interessanterweise wenig Kriminologie. Lombroso und einige Schüler sind die Ausnahmen.

Beschreibung klinischer Krankheitsbilder und bis ins 20. Jahrhundert hinein wenig brauchbare Ursachenforschung förderten ein fixiertes, nosologisches Denken, welches, der Haltung der Gesellschaft entsprechend, den Verbrecher in erster Linie ausgliederte, beim *Be*urteilen wenig half und dafür aber beim *Ver*urteilten fleißig mitwirkte - im „psychiatrischen Gerichtsdienermäntelchen“ mehr am eigenen Rechthaben als an Rechtsfindung interessiert.

Trotz allem konnte sich die Psychiatrie weder von ihrer Systematik noch von ihrer gesellschaftlichen Funktion her über das Phänomen Verbrechen hinwegsetzen. Zahlreiche geisteskranke Verbrecher und von solchen begangene Verbrechen verlangen in der breiten Öffentlichkeit bis heute sog. sachkundige Erklärung, wobei das Interesse an Kriminogenese und Kriminodynamik zunehmend größer, die Emotionalität im Zusammenhang mit der Schuldfrage geringer wird. Das Bedürfnis, Verbrechen zu verhindern, ist gleichzeitig stärker geworden gegenüber dem Bedürfnis, Schuld zu vergelten.

Die Einordnung der Kriminalität in die Systematik der Psychiatrie hat zu allen aufgeklärten Zeiten Mühe gemacht, weil immer gleichzeitig strafrechtliche, sicherungspolitische, weltanschauliche sowie soziale Mächte im voraus bestimmte absehbare Konsequenzen psychiatrischer Erkenntnis mit Vorurteilen belegten und zu politischen Problemen machten. Bevor die Psychiatrie langsam im Feld weit gestreuter Erfahrungen einen gesicherten Erkenntnisstand erarbeiten konnte, waren jeweils politische Entscheidungen gefallen.

Von einer gedachten Norm aus wurde eine Großzahl der Kriminellen als zuständlicherweise abweichend, defizient oder abartig ausgegliedert. Vom Haltlosen über den abnorm Reizbaren bis zum Explosiblen usw. fand beispielsweise Kurt Schneider Register, welche nicht erklärten, sondern nur beschrieben und damit einer ohnehin in Statik erstarrten Psychiatrie schlechte Dienste leisteten. Der als Psychopath und nicht als Kranker ausgegliederte Kriminelle war zwar gesund, aber nicht normal. Als Konsequenz dieser „schizophrenen" Trennung kam die Kompromißformel vom *Krankheitswert* bei gewissen Quantitäten und besonderen Qualitäten des Auffallenden und Abweichenden auf.

Erst eine in den letzten 20 Jahren dynamisierte und faktoriell aufgebaute Psychiatrie, welche sich unter den Einflüssen der Tiefenpsychologie, der Entwicklungspsychologie, Lerntheorie und Verhaltensforschung unauffällig entwickelt hatte, setzte diesem Treiben dogmatisierenden Denkens zwischen Krankheit und Abartigkeit schließlich ein Ende. Zwar sind die Gesichtspunkte geblieben, aber die Kategorien überwunden worden. Wir sind inzwischen alle nicht erkannte Kranke, Abartige oder Pseudonormale, soweit wir nicht überhaupt zu den manifest Kranken gehören.

In der 2. Hälfte des 20. Jahrhunderts haben Soziologie und Verhaltensforschung außerhalb der Psychiatrie die Kriminogenese durch soziale Faktoren, und damit vom sozialen System her erklärbar und beeinflußbar zu machen versucht. Die Entwicklung von verhaltensbestimmenden und -modifizierenden Techniken, deren ungeheure Wirkung wir im Alltag durch Mode, Reklame, aber auch durch Information und Demagogie erleben, illustriert uns nicht nur eine gewisse Abkehr vom Anthropozentrismus, sondern auch den immer deutlicher werdenden Ersatz des Verbrechers durch das Verbrechen als soziale Erscheinung. Anonymisierung durch Arbeitsteilung läßt Verbrechen zu, deren Art und Ausmaß unser Strafkatalog kaum zu fassen vermag.

Erläutertes Persönlichkeitsschema nach dem Prinzip der Trennung von Struktur, Inhalt und Funktion

Nach dem Prinzip der Trennung von Struktur, Inhalt und Funktion lassen sich scheinbare Widersprüche zwischen psychologisch-inhaltlich orientierten tiefenpsychologischen Schulen und am Prinzip der Konditionierung orientierten Lehren als Scheinprobleme darstellen, weil in der Funktion sowohl Inhalte als auch Strukturen sichtbar werden.

Zum *Inhalt* gehören neben den Gegebenheiten der Umwelt nicht nur die Bewußtseinsinhalte, sondern auch die vor- und unbewußten bildhaften und symbolischen Gehalte, welche im Rahmen des kollektiven und familiären Unbewußten dem Menschen angeboren sind, sowie die ins Unbewußte verdrängten, im Laufe des Lebens erworbenen Engramme des persönlichen Unbewußten.

Der *Strukturbegriff* wird sehr weit gefaßt und sowohl auf psychologische wie auf biologische Formationen ausgedehnt. Nicht nur die Formen der Erscheinungen werden ihm untergeordnet, sondern sämtliche dahinter stehenden statischen Elemente, wie z. B. die Erbanlage, die durch Prägungen und Konditionierungen erfolgten Fixierungen bestimmter Entfaltungsstufen und Verhaltensformen, bedingte Reflexsysteme, Steuerungs- und Regulationssysteme und auf psychologischem Gebiet teilweise der Charakter, die Haltung sowie das Temperament.

Struktur im Sinne dieser Begriffsverwendung bedeutet somit nicht bloß die Form der Erscheinung, sondern auch das jeweilige „Gerüst", welches sie trägt, wobei dieses auch funktionell entstanden sein kann, selbst aber nicht mehr Funktion, sondern Funktionsträger und -gestalter ist.

Der Begriff der *Funktion* muß für die Belange der Kriminalpsychopathologie eingeengt werden auf den speziellen Bereich der ethisch-moralischen Funktion.

Unter ethischer Funktion werden im folgenden die bewußten und unbewußten stellungnehmenden Wahlfunktionen zwischen Werten und Wertungen verstanden, die dem Menschen innewohnen und von ihm in sich selbst und in seiner Um- und Mitwelt in Geltung gesetzt werden (Gewissen, Über-Ich).

Als moralische Funktion wird die entsprechende Stellungnahme der Person bezeichnet, welche durch Werte und Wertungen ihrer Umwelt bestimmt wird (Gesellschaftsnormen, Gesetze, religiöse Gebote, Mode usw.).

In der ethischen Funktion steckt somit der persönlichkeitseigene sittliche Entwurf, in der moralischen hingegen das sittliche Unterworfensein der Person unter die Wertungen ihrer Umwelt.

Ethische und moralische Funktion stehen daher in dieser Begriffsanwendung in einem geschlossenen Funktionskreis zueinander, dessen 2 Funktionsrichtungen gegenläufig gekoppelt sind und an deren Polen die innere (ethische) und äußere (moralische) Wertwelt stehen, deren wechselseitige Funktionalität wir in der ethisch-moralischen Funktion vor uns haben.

Eine besonders enge Verbindung von Inhalt und Struktur in bezug auf die Funktion findet sich in den Begriffen der psychischen Instanzen, wie beispielsweise dem Ich, Über-Ich, Es und der Zensur zwischen Unbewußtem und Bewußtsein. Sie sind in derart hohem Maße inhaltsbedingte und -gebundene Funktionsträger, daß ihre theoretische und begriffliche Trennung nach inhaltlichen und strukturellen Gesichtspunkten die praktische Brauchbarkeit aufheben würde.

Zwischen Inhalt, Struktur und Funktion bestehen sehr komplizierte anthropologische Wechselwirkungen. Oft wiederholte Inhalte verknüpfen sich, „werden strukturiert" und bestehende Strukturen strukturieren ihrerseits unstrukturierte (frei assoziative) Inhalte. Das Bestehende vergrößert sich durch Strukturierung des Werdenden und begründet von daher den *grundsätzlichen Konservativismus der Psyche*. Mit steigendem Alter nimmt die Strukturierung zu von der Trieb-, Affekt- und Ich- bis zur Charakter- und Persönlichkeitsstruktur, während die Fähigkeit zur Umstrukturierung durch neue Strukturbildungen über an Inhalten orientierte Lernvorgänge dauernd abnimmt.

Alters- oder krankheitsbedingte Abbauphänomene legen frühere und früheste Strukturen wieder frei und bewirken gleichzeitig einen Bedeutungswandel der Inhalte, Verlagerungen von Gewichtungen und damit auch Veränderungen der Realitätsbeurteilung sowie der Wertfunktion im Bereich von Ethik und Moral. Der gemeinsame Nenner ist demnach in der Funktion zu suchen, und diese wiederum kann nur in der *Zeit* stattfinden. Inhalte und Strukturen können demgegenüber relativ stabil, mindestens lebensabschnittlich, wenn nicht sogar lebenslänglich, im „psychischen Raum stehen". Schon Freud wußte: „Das Unbewußte kennt keine Zeit." Manche Inhalte lassen sich zeitlich zwar zuordnen und manche Entwicklungsphasen sind im Rahmen der Lebensentfaltung lebenszeitlich typisch, z. B. die Pubertät, andere streuen jedoch derart, daß wir im Bereich der sog. psychischen Reifung von Früh-, Nach- und Spätreifung sprechen, ohne klar bestimmte Reifungskriterien aufzubauen, weil sie notwendigerweise schwer definierbar und zeitlich nicht aus der Zeit allein erklärbar sind. Ihre Kopplung an Inhalte und Strukturen ist einerseits zufällig als Erlebnis- und Erfahrungsinhalt und andererseits von der Prägungswirksamkeit, d. h. Strukturbildungskraft des Erlebten abhängig, aber auch von Bestand und Wirkungskraft bereits vorhandener Strukturen, z. B. sog. Komplexen.

Im Bereich der Funktion spielt natürlicherweise die Relation von Innen und Außen in allen Varianten eine wesentliche Rolle. Die sinnliche Wahrnehmungswelt ist zwar „wahrnehmbar"; aber was davon nehmen wir wann und in welcher Intensität wahr? Betroffenheit und Nichtbeachtung stehen gleichwertig sinnbeschränkt nebeneinander.

Die eigene Innenstruktur steuert inhaltlich einen Teil unserer sog. Außenwelt, ohne daß wir es merken. Davon hängt sogar ein Teil unserer seelischen Gesundheit ab. Ein Zerfall der Trennung zwischen Innen- und Objektwelt setzt Projektionen in einem solchen Ausmaß unkontrolliert frei, daß Wahrnehmung nicht mehr stellungnehmend gesteuert erfolgt und sich Eigenwelt und Umwelt inhaltlich frei mischen können. Wahnhafte Gedanken und Glaubensgebäude, Märchen im harmlos sublimatorischen Fall, aber auch gefährliche Fehlwahrnehmungen mit Verfolgungsqualität und irrationaler Verteidigungsauslösung können die Folgen sein.

Umgekehrt können Umweltstrukturen und Inhalte über Tradition, Steuerung der Lernvorgänge und Ausschluß alternativer Erkenntnismöglichkeiten zu sehr feststehenden Innenstrukturen und Inhalten führen, die eine ganze Kultur begründen, aufrechterhalten oder auch zerstören können.

Für die Kriminalpsychopathologie wichtig ist an diesen Funktionsbereichen, die Strukturen und Inhalte vermitteln, festschreiben oder auch zerstören, daß sie als ereignishaftes Resultat ein kriminelles Verhalten entstehen lassen können.

Das Überwiegen der Umweltsteuerung in systematisierter Form hat einen gesteigerten Lehreffekt und bewirkt überstarke Identifikationen und Introjektionen im Sinne der Verhaltensprägung. Zwangsläufig geglaubte „Wahrheiten" lösen unausweichliche Befehle aus, entweder als zwanghafte Handlung von innen oder über eingeschliffene Reaktionsmuster auf Befehle von außen. Eine geordnete Welt, die sich selbst für richtig hält, herrscht unangefochten durch die Einheit von Wirklichkeitsbewußtsein, Befehl von innen und außen und Wissen, das gleichzeitig Gewissen geworden ist. Echte Kader sind immer derart aufgebaut worden, unabhängig von ihrer angeblichen Geistlichkeit oder Kriminalität. Sie sind die „Wirbelsäule und das Hirn" von Ordnungen, die ihre eigene Identität nicht in Frage stellen können und wollen.

Die nachstehende schematische Darstellung (Abb. 1; s. dazu im einzelnen Gschwind 1969) versucht als abstraktes Bezugssystem Innenwelt und Außenwelt einerseits und Bewußtsein und Unbewußtes andererseits unter Zuordnung entsprechender Inhalte und Strukturen darzustellen. Auf der linken Schemahälfte sind deshalb die überwiegend inhaltlich bestimmten Stichworte eingetragen, auf der rechten die vorwiegend strukturell bestimmten.

Die *Zeit,* welche, durch Pfeile symbolisiert, im Zeitpunkt „Jetzt" für unsere Zwecke zur jeweiligen „Tatzeit" wird, lokalisiert gleichzeitig das *Verhalten* als Funktion in Raum und Zeit, gesteuert von Innen- und Außenwelt.

Umwelt wird unter diesen Gesichtspunkten zur Funktion, welche in der Zeit eigengesetzlich abläuft unter dem Einfluß und Ausdruck zahlloser Phänomene, die in der Konfrontation, aber auch im Eingebettetsein des Menschen in seinen Lebenswelten gestaltend und steuernd wirksam werden. Das Schema zeigt diesbezüglich nur ein paar mögliche Stichworte mit jeweils inhaltlicher oder struktureller Gewichtung.

Selbstverständlich ist die Person objektivierend gesehen ein Teil der Umwelt. Erst die Personalisation führt über die Trennung von Innen- und Außenwelt im Rahmen der Ich-Entwicklung zur möglichen Polarisierung von Innen- und Außenwelt, Subjekt und Objekt. Die Persönlichkeitsfunktion ist daher in der Einzelentwicklung eine späte, oft nicht oder nur andeutungsweise erreichte Reifestufe. Sie ermöglicht relative Selbständigkeit durch Eigensteuerung innerhalb der Konfrontation mit der Umwelt. Umwelt- und Eigensteuerung stehen zwar in der Lebensentwicklung nie ausgependelt zueinander, aber ihre Gewichtungen für die Stellung des Menschen in der Welt wechseln innerhalb von historisch gesehen relativ kurzen Zeiträumen. Die geistesgeschichtlich hochgradig anthropozentrische Denkweise und Persönlichkeitsausprägung in den letzten Jahrhunderten vor der weltweiten Zunahme der Umweltsteuerung nach dem 2. Weltkrieg zeigt die Labilität und Brüchigkeit des eigenpersönlichen Systems.

Sogenannte verhaltensmodifizierende Techniken können gezielt Einzelpersonen, größere Verbände, ganze Völker, aber auch nur einzelne Gruppen, wie z. B.

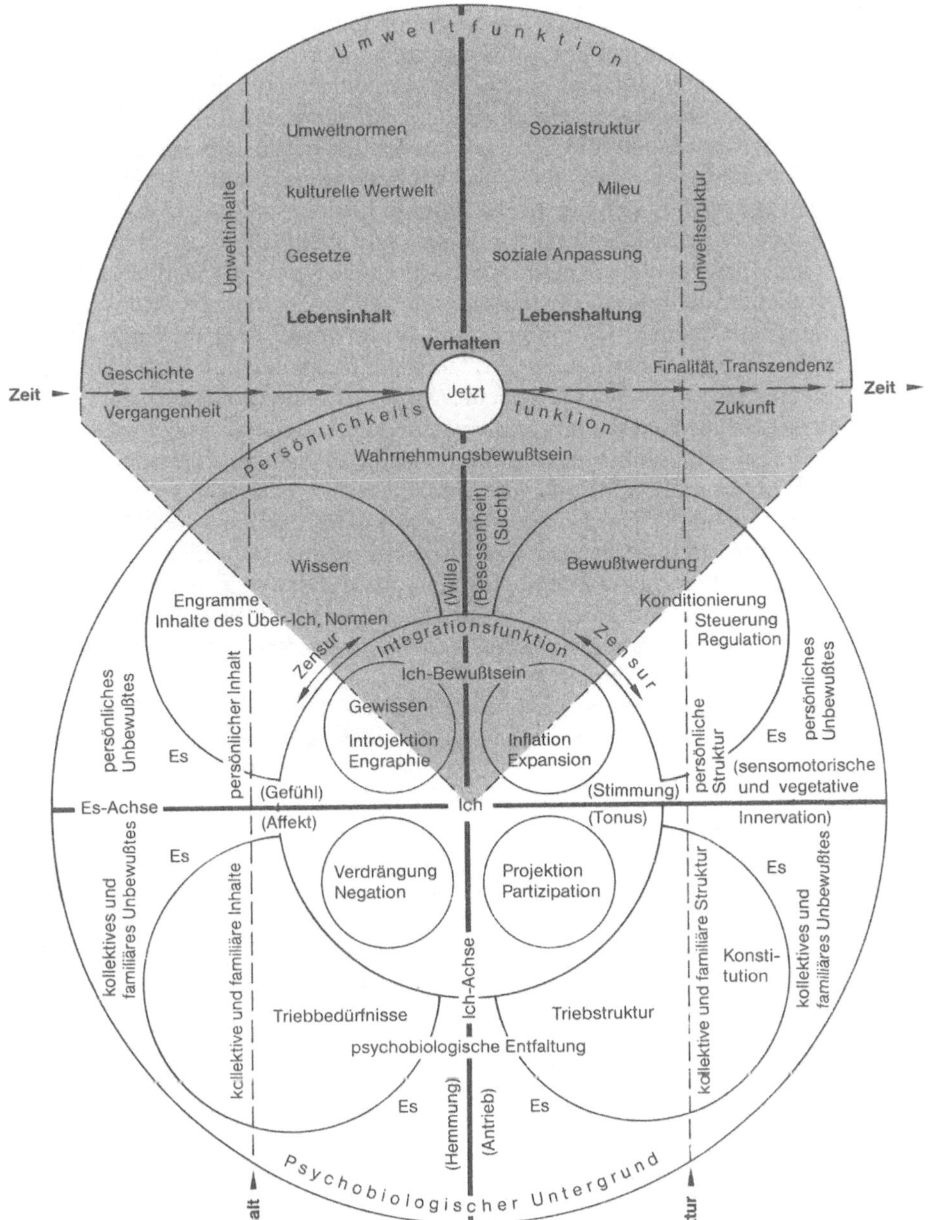

Abb. 1. Persönlichkeitsschema. (Nach Gschwind 1969; Einzelheiten s. Text)

Militär, Hauseigentümer oder Radfahrer, meßbar steuern. Das Stichwort heißt *Manipulation* und hat inzwischen einen leicht pejorativen Beiklang. Manipulation ist ein freiheitswidriges Prinzip. Wer sie gekonnt betreibt und nützt, verschweigt gern ihren Einsatz und noch lieber ihren oft frappanten Erfolg. Moden werden z. B. gemacht; aber wer sie gemacht hat, weiß niemand, höchstens wo sie und wann sie zuerst aufgetaucht sind. Das Ziel einer echt verhaltensmodifizierenden Umweltsteuerung ist nicht irgendeine Suggestion, die momentane Beeinflussung erreicht, z. B. vor Wahlen, sondern ein möglichst bleibender Eingriff in die Eigensteuerung. Die Umwelt ist nicht mehr als Fülle von unzähligen Reizen, sondern als gezieltes Programm teilweiser Herr der Eigensteuerung geworden. Die Begriffe *Persönlichkeit* und *Persönlichkeitsfunktion* müssen daher nicht mehr als selbstverständliche, strukturelle und funktionelle Elemente des Individuums gesehen werden, sondern als immer seltener werdende Möglichkeit des einzelpersönlichen Menschseins. Dadurch werden Probleme der Freiheit und Verantwortlichkeit in Frage gestellt und Instanzen wie „Gewissen", „Über-Ich" und stellungnehmende Ich-Funktionen in hohem Maße betroffen. Dies hat Bedeutung für das „Funktionieren" der Person hinsichtlich ihrer Menschenwürde. Die Gewichtigkeit, welche dem persönlichkeitseigenen bewußten und unbewußten Funktionssystem im vorgelegten Schaubild zugeteilt wird, ist nur unter anthropozentrischen Gesichtspunkten gerechtfertigt. Es gibt bekanntlich namhafte Psychologen, die weder Persönlichkeit noch Tiefenpsychologie benötigen. Für sie besteht die Wirklichkeit aus „Verhalten jetzt". Von daher wird das „Woher und Wohin" bestimmt, d. h. die Erweiterung der vorausgesetzten Verkürzung vorgenommen. Die Person wird dadurch auf einen überwiegend umweltgesteuerten Funktionalismus reduziert, welcher tatsächlich den Persönlichkeitsbegriff überflüssig macht.

Da unsere Kriminalpsychopathologie mehr sein will als ein Traktat über abweichendes Verhalten, haben wir an dem vorgelegten Persönlichkeitskonzept festgehalten. Eine Darstellung der Bereiche des *Unbewußten* (weiß) ermöglicht erst die notwendige Gegenüberstellung zum *Bewußtsein* (grau) und v. a. die versuchte optische Symbolisierung der Vorgänge zwischen diesen beiden Teilen der Persönlichkeit. Von besonderem Interesse ist jene dynamische Schranke, *Zensur* genannt, welche Bewußtes von Unbewußtem trennt. Das aktuelle Ich-Bewußtsein enthält sowohl unmittelbare Wahrnehmung, Wissen und Erinnerung als auch Selbstwahrnehmung im Sinne von „sich bewußt werden", von Aha-Erlebnissen als plötzlichen Einfällen oder langsam sich aufbauenden Erkenntnissen.

Wahrgenommenes und Erlebtes wird v. a. nach den Intensitätswerten und Reizqualitäten im Gedächtnis gespeichert, ein Vorgang, welcher u. a. auch eine biochemische Grundlage im Rahmen der Gehirnphysiologie hat und von daher gesehen nicht rein psychologischer Qualität ist. Solche „Engramme" können lebenszeitlich fixiert werden und in bestimmten Lebensphasen aus dem Bewußtsein verschwinden, ohne ausgelöscht zu sein. Sie können im Alter z. B. als Kindheitserinnerungen wieder verstärkt ins Bewußtsein treten, obwohl sie jahrzehntelang „vergessen" waren. Andererseits gibt es psychische Inhalte, welche vom Ich-Bewußtsein nicht ertragen werden, z. B. unter der Formel „daß nicht sein kann, was nicht sein darf". Im Bereich des Unbewußten unterscheidet man deshalb ein sog. persönliches Unbewußtes, welches selbst Erlebtes und lebenszeitlich Gespeichertes umfaßt, aber eben unbewußt ist, weil es nicht mehr jederzeit abrufbar ist vom Ich-Bewußtsein.

Die Tiefenpsychologie hat gezeigt, daß nicht nur persönlich Erlebtes über die Wahrnehmung ins Unbewußte gelangt, sondern auch ein instinktähnliches, sog. archetypisches Urwissen von Anfang an da ist, welches nicht erworben werden muß. Die von C. G. Jung entwickelte These versteht unter Archetypen vorgebildete Strukturen, die inhaltlich in den jeweiligen Kulturen und Epochen konkret ausgefüllt werden. Archetypen finden sich z. B. in den Symbolgeschichten der Mythologie und in den Märchen, in den Figuren des Guten und Bösen, des Erlösers, des Rächers und des Richters sowie in den Vorstellungen von Hölle und Paradies. Die *Symbolsprache* ist daher die Sprache des *kollektiven Unbewußten*. Sie wird meist über alle Verbalsprachen hinweg wenigstens teilweise verstanden, ohne gelernt worden zu sein. Demgegenüber ist die *Symptomsprache des persönlichen Unbewußten* eine persönliche Ausdrucksweise, die meist nur über den individuellen Kontext der symptomproduzierenden Person zu verstehen und zu erklären ist. Es dürfte klar geworden sein, daß persönlich Unbewußtes und kollektiv Unbewußtes sich weder widersprechen noch einander ausschließen. Sie überlagern sich und durchdringen sich störungsfrei. Es gibt im Unbewußten keine Konflikte zwischen den einzelnen Bereichen, die auf rein theoretischen Abgrenzungen beruhen.

Die relative Eigenständigkeit der Aspekte im Bereich des Unbewußten ist zuletzt noch ergänzt worden durch die Darstellung eines *familiären Unbewußten*, welches im Prinzip die Erbpsychobiologie anhand der *Wahlvorgänge* im Unbewußten als relativ selbständigen Bereich herausstellt.

Diese als Trieblehre und Triebpathologie ausgebaute psychoanalytisch orientierte Teillehre des Unbewußten überschreitet als einzige die inhaltliche Grundausrichtung der im Schema auf der linken Seite angeordneten „Schulen der Tiefenpsychologie", indem sie ein klares, schematisiertes Konzept der Triebstruktur vorlegt. Dadurch wird eine wichtige hereditär-biologische Dimension eingeführt, nämlich die familiäre, und gleichzeitig vom einseitigen Psychologismus der psychoanalytischen Schulen in die funktionelle Auswirkung der Biologie übergegriffen.

Auf der rechten Seite des Schemas im Bereich der strukturbetonten Konzepte finden wir die überwiegend neurophysiologischen Betrachtungsweisen unter dem Stichwort der *Konditionierung* (Pawlow) und den technisierenden Begriffen *Steuerung und Regulation*. Diese Begriffe stehen für rein funktionelle Systeme der Regeltechnik und Automatisation und sind in den neurophysiologischen Fachjargon übernommen worden.

Im Schnittpunkt von Ich- und Es-Achse ist symbolisch das Stichwort *Ich* markiert. Die *Ich-Funktionen* im allgemeinen sind durch die 4 im Zentrum angeordneten kleinen Ringe unter ihren wesentlichen Stichworten angeführt und damit aber keineswegs vollständig aufgezählt. Der bewußte Teil ist wiederum grau, der unbewußte weiß.

Der horizontal verlaufenden Es-Achse werden auf der linken Seite Gefühle und Affekte zugeordnet, entsprechend ihren überwiegend inhaltlichen Zuordnungen. Auf der rechten Seite sind es Stimmung und Tonus, die weitgehend funktionell schwanken können, aber mehr den strukturellen Gesichtspunkten zugerechnet werden müssen. Zwischen *Gefühl* und *Stimmung* bestehen entsprechende Zusammenhänge, zwischen *Affekt* und *Tonus* ebenfalls. Die gleichzeitig erwähnte sensomotorische und vegetative Innervation verweist auf die psychosomatische Seite des ganzen Bereichs.

Wesentlich für das hier vertretene Konzept ist die Auffassung, daß Gefühle und Affekte sowie Stimmung und Tonus keine selbständigen Primärphänomene der Psyche, insbesondere der Ichfunktionen sind.

Das gleiche gilt für die vertikal symbolisierte Ich-Achse, welche aus dem psychobiologischen Triebbereich Elementarformen des Antriebs und der Hemmung dem Ich zuleitet. Vom Ich verarbeitet, treten diese Energien, soweit sie realitätsgerecht aufgearbeitet sind, ins Bewußtsein, wo sie stellungnehmend als integrierte Ich-Funktion funktionszielgerecht als *Willensaktivität* auftreten können oder, bei fehlgesteuerter oder fehlender Stellungnahme, als *Besessenheit* oder *Sucht*. Entsprechend wird das Verhalten bestimmt und als „gesund", „abartig" oder „krank" eingeteilt.

Besondere Beachtung und Verständnis verlangt die Interpretation des Zusammenspiels der in den 4 kleinen Kreisen symbolisierten elementaren Ich-Funktionen, die wie gesagt hier nicht vollständig, aber der Zugehörigkeit nach systematisch sinnvoll zugeordnet sind.

Die entwicklungsgeschichtlich und biographisch früheste Ich-Funktion ist wohl die totale Partizipation, die Ureinheit von Mutter und Säugling ohne Ich-Grenzen von seiten des Kleinstkindes. Anklammerung, Saugen, Spüren von Wärme und aufwendige Pflege bestimmen diese Frühphase, welcher alsbald erste Objektbeziehungen folgen.

Diese ersten Projektionen begründen eine Art Umwelt, die noch nicht spezifisch objektgetreu erkannt, aber partizipativ erlebt wird. Konditionierungen von Stimmungen und Affekten elementarster Art könnten demnach schon in dieser Frühphase stattfinden, obwohl die Beweisführungen dazu fehlen. Vermutlich handelt es sich nur um ein Vorverlagern der Auseinandersetzungen zwischen Psychologisten, Lerntheoretikern, Biologisten, Entwicklungsgeschichtlern usw. Von der Betreuung des Säuglings her sind die ersteren zu unterstützen, obwohl sie ihre Frustrationen erleben werden. Die letzteren werden als „Biofatalisten" vermutlich weniger leisten.

Die Ich-Entwicklung zeigt ein Fortschreiten der Objektbeziehungen und damit eine immer weiter reichende Expansion, die ins grenzenlos Imaginative und damit Wahnhafte übergehen kann. Während die projektiv Überbetonten ihre Betroffenheiten generalisieren und damit wahnhaft anfällig im sensitiven Sinne werden, vom gesteigerten Minderwertigkeitsgefühl bis zum paranoiden Verfolgungswahn, geraten die Inflativen in irreale Größenvorstellungen. Die Genialen werden paradigmatische Bahnbrecher und Erfinder, die Gescheiten ideenreiche und schöpferische Leute auf integrierter Basis. Originelle Abweichlinge werden Märchenerzähler, wie z. B. Andersen oder Münchhausen, kleinkarierte Dissoziale auf diesem Gebiet sind als Pseudologen bekannt. Die kriminellen Varianten dieser Gruppe stellen die Hochstapler und Betrüger.

Da im inflativen Ich-Bereich die *Verdoppelung* des Ichs, d. h. die Besessenheit von Ambitendenzen[2] und/oder die Betroffenheit durch Ambivalenzen[3], als Basis der Bewußtwerdung angelegt ist, finden wir hier einen der interessantesten Schlüssel zur Erklärung von sog. schizophrenen Phänomenen, wie z. B. dem bei Herrn Meier, seines Zeichens Primarschullehrer, der in der psychiatrischen Klinik jedoch nur als Fürst Metternich bekannt ist. Beide Existenzformen können ungetrübt und unadaptiert störungsfrei nebeneinanderstehen.

[2] Aktives Anstreben zweier sich ausschließender (alternativer) Objekte bei Gleichzeitigkeit.

[3] Passives Angesprochensein durch zwei sich ausschließende Objekte bei Entscheidungsunfähigkeit.

Perverse trennen demgegenüber bewußt ihre gutbürgerliche Existenz von ihrer oft skurril irrationalen, die sie mit aller Sorgfalt ausbauen. Letzteres macht kriminelle Perverse besonders gefährlich, weil sie meist ihre sozial adaptierte Existenz zweifelsfrei in den Vordergrund zu stellen vermögen.

Im Normalfall erhalten die Ambitendenzen und Ambivalenzen vom stellungnehmenden Ich her (wird anschließend besprochen) eine akzeptierende und eine verwerfende, d.h. negierende Besetzung. Dadurch wird die eine Valenz verdrängt durch Negation, die andere introjiziert durch Akzeptation. Fällt der Entscheid nicht, so bleibt die Doppelstruktur variable Zeit erhalten und bewirkt Unentschlossenheit, Widersprüchlichkeit, evtl. Symptome neurotischer Art, aber auch ganz einfach Hemmung im Sinne von Pause bzw. Nichtweitergehen des psychischen Ablaufs. Der Faden geht verloren oder findet sich wieder, direkt bzw. auf Umwegen. Diese Psychopathologie des Alltags ist jedem bekannt. Die *Bewußtwerdung* ist der einzige Ausweg aus der ursprünglichen Verdoppelung. Alternativen werden aufgebaut und zur Entscheidungsreife geführt, aber auch bewußt aufgeschoben, weil z.Z. nicht entscheidungsreif.

Diese erarbeiteten Stellungnahmen haben im Gegensatz zu den ambivalenten und ambitendenten Unentschiedenheiten keine pathogene Wirkung und auch keinen Symptomwert, weil die bewußte Aufarbeitung und das stellungnehmende Festhalten im Bewußtsein die Besessenheit (dranghaft) durch Wahlmöglichkeiten ersetzt hat. Auf diesem Vorgang beruht die Wirkung eines Teils der bewußtmachenden Psychotherapie.

Im klassischen „normalkriminellen" Fall fällt die Entscheidung zugunsten des kriminellen Impulses. Die sozial positive Valenz der Angepaßtheit stellt sich in den Dienst des kriminellen Dranges und sichert in der Alltagswirklichkeit die befriedigende Durchführung. Die Stellungnahme fällt in solchen Fällen nicht weg oder unterliegt, wie beim Willensschwachen, Süchtigen oder dranghaft Besessenen, sondern sie sichert den Ablauf des Delikts vor Aufdeckung und Verfolgung. Deshalb können derartige Kriminelle äußerst tüchtige Hochleistungsmenschen mit entsprechender Gefährlichkeit sein. Sie sind weder „abartig" noch „krank" und so normal wie der Durchschnitt, von welchem sehr ungenau bekannt ist, wie „anständig" bzw. „kriminell" er ist.

In den beiden kleinen Kreisen auf der linken Seite des Schemas finden wir oben die Stichwörter *Gewissen, Introjektion, Engraphie,* im unteren *Verdrängung* und *Negation.*

Introjektion bedeutet in diesem Zusammenhang Annehmen, Aufnehmen und Speichern von Daten, Erlebnissen, Erkenntnissen, Erfahrungswissen sowie gelerntem und tradiertem Wissen. Die energetische Besetzung dieser Vorgänge kann sehr verschieden intensiv sein und von daher zwischen Psychoschockwirkung (Hyperintrojektion) und oberflächlicher, relativ flüchtiger Kenntnisnahme bzw. Erlebniswert differieren. Entsprechend intensiv variabel sind demnach auch die introjektiv zustande gekommenen Fixationen. Viele Lernvorgänge, konditionierte Reflexsysteme und Automatismen sowie Verhaltensmodifikationen beruhen darauf. Kriminalpsychopathologische Fehlentwicklungen finden ihre Kriminogenese z.T. in Störungen der Gewissensbildung, aber auch in Fehlprägungen, die häufig an der Wurzel von Perversionen zu vermuten sind.

Das Gewissen hat einen bewußten bzw. ins Bewußtsein sozusagen hineinragenden Anteil und einen funktionell wichtigeren unbewußten Bereich, den wir mit Freud als *Über-Ich* bezeichnen können. Diese Instanzen enthalten eine im Laufe des Lebens aufgebaute „Datenbank" des „Guten" und des „Bösen", deren intensivste Prägungsphasen in das 2.–6. und 12.–16. Lebensjahr fallen, wobei Früh- und Spätentwicklungen durchaus an der Tagesordnung sind. Die für die Kriminalätiologie äußerst wichtigen Störungen dieser kindlichen und pubertären ethisch-moralischen Prägungsphasen können Verwahrlosungen und triebhafte Entwicklungsmängel sowie ungenügendes affektives Steuerungsvermögen von solchem Ausmaß und auf einer lebensgeschichtlich derart frühen Entwicklungsstufe begründen, daß sie psychotherapeutisch nur noch teilweise und in wenigen Fällen aufgearbeitet werden können. Dies ist einer der Gründe für die geringen Erfolge aller kriminaltherapeutischen Unternehmungen, von der sog. Nacherziehung bis zu tiefenpsychologischen Techniken. Sogenannte verhaltensmodifizierende, d.h. auf Überprägung beruhende Methoden könnten bei konsequenter Durchführung relativ aussichtsreich sein.

Verdrängung und Negation, d.h. Verneinung, figurieren in der Psychoanalyse als Abwehrmechanismen. Verdrängung beseitigt aus dem Bewußtsein Unlustbetontes, Unlösbares, Unerträgliches und normalpsychologischerweise auch nur Überflüssiges im Sinne von alltäglichem Vergessen. Sie kann aber auch verhindern, daß wir gespeichertes Erinnerungsgut ins Bewußtsein rufen können. Nicht nur Inhalte des Bewußtseins, auch Affekte und Triebansprüche, ja ganze Triebkonstellationen können verdrängt bleiben oder verdrängt werden. Komplexartig führen diese energetisch teilweise verselbständigten, unbewußten Teil- und Nebenexistenzformen ihr Schattendasein und produzieren meist zwanghaft zeremonialisierte Symptome und Rituale.

Nur im bereits erwähnten Verdoppelungsfall, wo die Verdrängung eben nicht gelingt, entstehen kriminelle Risiken. Die „erfolgreichen Verdränger" lassen ihre negativen Valenzen derart perfekt aus ihrem Leben verschwinden, daß nur das „Musterknabensyndrom" den Tiefenpsychologen skeptisch stimmt. Diejenigen braven Mitmenschen, bei welchen wir „das Böse" nirgends mehr finden und denen nicht klar ist, wo sie es versorgt haben, weisen eine besondere, meist zwanghafte Form der Gefährlichkeit auf. Krankhafte Projektionen von Feindbildern mit Symptom- und Symbolwert können generalisiert, als Säuberung, „law and order", Befreiung, Verteufelung usw., zur Beseitigung „aller Bösen" führen. In solchen Fällen hat sich die bloße Verdrängung zur Negation gesteigert. Nach außen projiziert, bedeutet sie meist Destruktion, während Selbstnegation zum Selbstmord führt. Erweiterte Selbstmordformen haben meist psychopathologische Hintergründe. Die romantische Vereinigung im Tode beschäftigt heute nur noch Gerichtsmediziner.

Wie bereits angedeutet, spielt das sog. *stellungnehmende Ich* eine wesentliche Rolle für das Wahrnehmungsbewußtsein, für das gespeicherte, das ordnende, wählende, entscheidende, akzeptierende und das verwerfende Bewußtsein. Es bestimmt die bewußten Funktionsziele, d.h. die Ausrichtung des Willens im Sinne der Steuerung auf dieses Ziel hin unter Ausschluß (Verdrängung) von durch Begleitmotive angedeuteten Nebenzielen. Die doppelte Funktion von Akzeptation und Negation steht daher als Entscheidungsinstanz an der Wurzel des Wählens, bewußten Wollens und Urteilens.

Der *Wille,* im Schema auf der linken Seite der vertikalen Mittelachse eingetragen, erweist sich demnach als eine vom Antrieb getragene, auf bewußt gewählte Funktionsziele hin gesteuerte Energie. Inhaltlich ist diese ursprünglich von triebhaften und affektiven Bedürfnissen und Motiven bestimmt, deren Dranghaftigkeit durch die stellungnehmenden Ich-Funktionen, sozusagen durch den „Akzeptations- bzw. Verwerfungsfilter", realitätsgerecht umgeformt wird.

Nicht unbedingt vom Drang zum Zwang, aber mindestens bis zur gewählten Stellungnahme und von daher mit einer genügenden Steuerungsfreiheit auf realitätsgerechte Funktionsziele hin, muß der Wille als Funktion ausgestattet, d. h. durch Ich-Leistung aufgearbeitet sein, wenn er sog. *freier Wille* sein soll. Er kann dies nie absolut sein im philosophischen Sinne, weil er sich sonst als reiner Psychismus von seinen energetischen Grundlagen abkoppeln müßte. Hingegen kann er die vom Strafrecht zugemuteten, sehr „ungefähren" Anforderungen erfüllen, soweit und insofern die entsprechende Willensleistung gelingt.

Der Wille ist nicht stark oder schwach, sondern er gelingt oder mißlingt hinsichtlich seiner Zielsetzung, der Aufrechterhaltung dieses Zieles und der stellungnehmenden Steuerung des Verhaltens auf dieses Ziel hin, bis es erreicht ist.

Derartige Abläufe brauchen nicht kontinuierlich zu verlaufen. Sie können zeitlich ausgesetzt, bewußt aufgeschoben und gleichartig, variiert oder korrigiert wieder aufgenommen werden. Die große Gruppe der sog. „willensschwachen Psychopathen", zu denen auch die sog. „Haltschwachen" gehören, sind demnach selten Energieschwache mit biologisch begründeter Antriebsschwäche, Trieb- und Affektschwäche, sondern Behinderte im Bereich der Stellungnahme. Sie bringen jenen Minimalwillen, den man gemäß Strafrecht zu haben hat, nicht auf. Für Strafrechtler besteht an diesem Punkt die Gefahr, daß sie dieses „Habensollen" in ein „Nichtwollen" und von daher in ein Verschulden ummünzen. Wohl in keinem Bereich sind die Strafgesetze derart willkürlich und geradezu pseudorational wie an dieser wesentlichen Stelle ihres Systems. Scheinbar weiß da jeder, was Wille ist, bloß können es die meisten nicht sagen. Im Bereich des Vorsatzes beispielsweise kommt im Strafrecht noch das Wissen hinzu, als ob es ein unbewußtes Wollen gäbe, das ohne Wissen auskommt. Bei der Zurechnungsfähigkeit lesen wir immer wieder, der Täter habe in jeder Phase des Tatablaufs genau gewußt, was er tat, und dies auch spontan richtig geschildert, er sei daher zurechnungsfähig, möglicherweise vermindert aus anderen Gründen. In dieser Begründung wird der Wille sogar durch das Wissen ersetzt. Ein Epileptiker im Dämmerzustand z. B. „will" gar nichts, aber es tut sich etwas in ihm und mit ihm. Er kann sich u. U. mit photographischer Exaktheit an alle Details des Ablaufs erinnern, ohne die geringste Interventionsmöglichkeit gehabt zu haben.

Bleibt als wichtigste Instanz des Ichs die *Integrationsfunktion*. Sie umfaßt im Schema die 4 Kleinkreise und soll damit symbolisieren, daß deren innerer Zusammenhalt von der Integrationsfähigkeit des Ichs abhängt. Verselbständigen sich die 4 elementaren Ich-Funktionen einzeln, paarweise oder zu dritt, so entstehen Spaltungsformen, welche bei Ausfall der Integration psychotische Symptome, Reaktionen, Prozesse, Phasen, Anfälle usw. auslösen können. Eine starke Integrationsfähigkeit ermöglicht es deshalb dem Ich extreme Ich-Existenzformen mit vielen psychotischen Einzelmerkmalen durchzuhalten, ohne daß „eine Psychose" ausbricht. Hierher gehören die sog. „Schizophrenien ohne Schizophrenie", einzelne sog. Borderlinepsychosen, soweit sie keine Psychosen sind, aber auch vorerst wahnhaft anmutende Geistesprodukte von nicht mehr direkt verstehbaren Spitzenbegabten, vorwiegend im Bereich der abstrakten Wissenschaften. Kriminalpsychopathologisch fallen sie als betrügerische Erfinder auf; Zauberer und Fälscher können aber auch harmlose Attraktionen liefern bis hin zum Perpetuum mobile. Soweit in der Psychoanalyse von „Stärkung des Ichs" oder „Ich-Schwäche" meist sehr unpräzise die Rede ist, kann es sich in Wirklichkeit nur um die Integrationsfunktion handeln, welche durch die analytische Arbeit einem gewissen Training unterzogen wird.

Störungen der Integrationsfunktion führen zu desintegrativen Symptomen: Die Fähigkeit, Ambivalenzen und Ambitendenzen zu ertragen, wird herabgesetzt, Verdoppelungsphänomene werden sichtbar, das Gefühl des Hin- und Hergerissenseins kann sich verselbständigen oder es kann sich freiflottierende, inhaltslose Angst bis hin zur Katastrophenangst und Panik einstellen, die als Amok (Bewegungssturm) motorisch umgesetzt wird oder als totale Blockade (Stupor). Das Denken kann dabei in Ordnung erhalten bleiben oder zunehmend Symptome der Zerfahrenheit (Dissoziation) zeigen. Auch die Kontinuität im Ablauf des Denkens kann gestört sein, von der gewöhnlichen Sprunghaftigkeit bis zur Auflösung der Syntax. Der Übergang der Erscheinungsformen und Inhalte ist in diesem Bereich fließend, zeigt aber sehr instruktiv die Grenzen zwischen gesund und krank, bzw. „verrückt", „zerfahren", „außer sich", „wahnwitzig", „versponnen", „verschroben" usw. Es sind dies nicht voll objektivierbare Ermessensspielräume der jeweiligen Sozialnormativität und keine fachwissenschaftlichen Feststellungen.

Viele Gründe sprechen dafür, daß die Integration als Instanz und Funktion einen hereditären Hintergrund hat. Sicher ist sie keine funktionelle Resultante der elementaren Ich-Funktionen, sondern eine selbständige Ordnungs- und Trägerinstanz des Ichs. Stammbäume sprechen dafür. Im Bereich des Krankwerdens sind es möglicherweise angeborene Integrationsschwächen, welche Dispositionen begründen, die in Lebensläufen psychische Krankheitsanfälligkeit begünstigen.

Desintegrative Vorgänge können prozeßhaften Charakter annehmen und dissoziative Psychosen entstehen lassen. Der innere Zusammenhang derartiger Verläufe mit regressivem Persönlichkeitszerfall ist evident. Unter den sog. Schizophrenien sind es insbesondere die hebephrenen Formen, welche in schwere Defekte oder chronisch-schubweisen Abbau übergehen. Der Stellenwert der Wirkung von Psychopharmaka im Rahmen dieser Betrachtungen ist erst teilweise erforscht und raschem Wandel des Erkenntnisstandes unterworfen.

Kriminalätiologie, Kriminogenese und Kriminodynamik

Die einleitend geführte Diskussion über pathologisierende und kriminalisierende Normativität muß hier teilweise wieder aufgegriffen werden unter dem speziellen Gesichtspunkt der krankhaft und abartig kriminell abweichenden *Funktion,* wobei es sich um Abweichung von jeweils gedachten Normen handelt. Im Bereich der *Krankhaftigkeit* sind sie je nach Kulturkreis einer mehr oder weniger medizinisch durchdrungenden Erlebnisumwelt und Eigenwelt zuteilbar. Die sog. *abartigen Zuständlichkeiten* menschlichen Daseins werden meist ebenfalls vom medizinischen Raster erfaßt, aber sehr oft nicht wertneutral. Bezeichnungen wie „Sadist", „Fetischist", „polymorph-perverser Psychopath" usw. zeigen eine deutlich diskriminatorische, ja sogar inkriminatorische Nuance, die dem „armen" Kranken nicht vorgehalten wird. Verschieden sind die Normativitäten nicht nur der ungeschriebenen Norm nach, sondern auch den sozial-funktionellen Konsequenzen entsprechend. Jemand ist nicht irgendein Abweichender im wertneutralen Raum, sondern „der Meier", und den kennt man als pädophil!

Es gehört zu den Besonderheiten unseres Problems, die *mehrfachen* Normativitäten der sog. Kriminellen, Abartigen und/oder Kranken in ihren Auswirkungen darzustellen. Alle zusammen stehen sie zudem im sozialen Raum-Zeit-Gefüge und unterliegen von daher nochmals einer jeweils aktuellen Norm, sei es Mode, sei es Rechtstrend oder Progressismus.

So wie die Gefährlichkeit das einzig wirklich Wesentliche der Kriminalität darstellt und die Funktion das einzig Reale eines Lebensvorgangs, so stellen Krankheit und Abartigkeit demgegenüber einen Kontrast dar. Die Kranken und Abartigen sind Fehlfunktionierende aus der Sicht der mehrfachen Normativitäten. „Krank" ist man nicht, aber man wird es unter spezifischen Umständen. „Abartig" ist man. Wie man es geworden ist, läßt sich in einzelnen Fällen mit fraglichem Gültigkeitswert rekonstruieren, denn Leben als Funktion läßt sich nicht wiederholen und damit überprüfen. Einmaligkeit in Raum und Zeit ist wenig beweistauglich, Zuständlichkeit dagegen sehr. Das Leben ist eben ein nicht umkehrbarer Vorgang auf den Tod hin. Ob richtig oder falsch, krank oder abartig, läßt sich aus der Lebendigkeit nicht ableiten. Sicher ist, daß der Tod einzelne Abläufe beendet und bestenfalls Geschichte überliefert wird.

Wie pathologisieren wir, was pathologisieren wir und wie tradieren wir unsere meist irrational gewonnenen Vorstellungen von krank und abartig, insbesondere in der Verbindung, Wechselwirkung, Ereignishaftigkeit usw. mit Kriminalität bzw. Gefährlichkeit in zwischenmenschlichen Beziehungen und im sozialen Raum?

Unsere erste Bewußtwerdung wird sich wohl aus dem sachbezogenen Erkenntnisvorgang ergeben müssen. Dieser besteht nicht in irgendeinem wahrnehmungsmäßigen, d. h. sinnesphysiologischen Erkennen, sondern in *normativer Kategorisierung*. Erkannt wird, was wohin gehört bzw. zu gehören hat. Ein Urteils- und Entscheidungsvorgang ist somit überwiegend unbewußt vorausgegangen. Aussagen wie „Das ist ja kriminell", „Der ist ja verrückt, pervers, gefährlich" usw. erscheinen uns als Erkenntnisse, nüchterner gesagt, als Feststellungen, weil wir selbst nicht betroffen sind.

Wesentlich am Ganzen ist das allgemein verbreitete und damit sog. *sozial normale* Voraustragen der normativen Wertungsraster mit abschließender, d. h. feststellender Urteilsbereitschaft.

An dieser Stelle stellt sich erneut das Problem von Innen und Außen. Eine gesellschaftsgebundene, soziale und institutionalisierte Normativität steuert vorwärts im Sinne der herrschenden Meinung oder der Herrschenden, welche diese Meinung sozial durchsetzen wollen. Sie wirkt restriktiv auf den einzelnen zurück, soweit sie repressive Effekte auslöst.

Der erstere Vorgang wirkt als Sog, der zweite als Hemmung. Beide Wirkungen können von der stellungnehmenden Einzelperson sowohl abgewehrt als auch internalisiert werden. Adaptation und Opposition finden hier einen Teil ihrer Ausgangspunkte. Im Inneren der Person sorgt Ambivalenz und Ambitendenz, d. h. Gleichzeitigkeit entgegengesetzter Strebungen in zentripedaler (eigenpersönlicher) und zentrifugaler (objektbezogener) Richtung, für Alternativen der Bewußtwerdung, für Mobilisation von Abwehrmechanismen, für Fehlentwicklungen und Fehlhaltungen bis hin zu Krankwerden und Kranksein, aber auch für Manifestationen von Abartigkeiten, möglicherweise mit zunehmender Gefährlichkeit.

Eine nicht dogmatisierte Betrachtungsweise verlangt demnach nicht nur eine feststellende Phänomenologie, welche Befunde als Lebensquerschnitte in zeitlicher und situativer Gebundenheit erfaßt. Es gehört vielmehr dazu, und zwar als Erkenntnisbedingung, daß im Lebenslauf soweit möglich Ketten von Querschnitten und damit, wenn auch fragmentarisch, wenigstens Phasen besonderer Veränderungen aufgezeigt werden, die als Ganzes Anhaltspunkte für eine „vermutete", „relativ glaubwürdige" Entwicklung bieten. Einzelne Querschnitte zeigen deutlich Verschiebungen ins Krankhafte oder Abartige. Die folgenden Querschnitte zeigen dann, ob sich die Krankhaftigkeit und/oder Abartigkeit verstärkt und ob dies kontinuierlich, phasisch bzw. schubweise geschieht. Umgekehrt wird mittels dieser Betrachtungstechnik auch deutlich, daß offenbar einzelne Störungsphasen bzw. Schübe im Sinne der „Normalisierung" überwunden wurden. Hier gilt nie Beweisführung, sondern Annäherung an die Wirklichkeit über qualitativ und quantitativ verschieden taugliche Hypothesen, Theorien, Denkmodelle und unmittelbare Beobachtungen. Derartige Befunderhebung führt zu verschiedenwertigen Feststellungen von Ursächlichkeiten, Entwicklungsbedingungen und Störungen im Entwicklungsablauf mit oder ohne bzw. mit teilweiser Erklärbarkeit.

Kriminalätiologie ist demnach eine Art von Geschichte, Sozial- und Einzelereignis im Ablauf der Zeit und davor eine zwischen Zeugung und Geburt liegende Geschichte der individuellen Biologie, vor welcher wiederum die umgekehrte Pyramide der Ahnen steht.

Angesichts dieses weitgefaßten Bereichs allgemeiner biologischer und locker damit verbundener psychologischer Daten aus dem weiten Feld der Heredität, der Völker- und Rassengemische bis hin zur familiären Stammbaumforschung zeigen sich meist nur teilweise in Beziehung setzbare „Vermutungen“ mit einzelnen, meist viel zu kurzgliederigen Kausalketten. Ein scheinbar einleuchtendes Netz von Ursachen mit Wirkungen erweist sich bei näherem Hinsehen als geistiger Zuordnungsversuch vielmehr im Sinne der Befriedigung von Erkenntnisdrang als der Erweiterung der Erkenntnis.

Die erwiesene Feststellung zum Beispiel, daß unsere Vorfahren Kannibalen gewesen sind, wirft für uns keine kriminalätiologischen Probleme auf, hingegen die Frage, weshalb wir keine Kannibalen mehr sind. Ist es der Zeitablauf, das Klima, ein gewöhnlicher Wandel der Eßgewohnheiten, eine Modeerscheinung wie die Rohkosternährung, oder ist es eine krankhaft instinktwidrige, degenerative Entwicklung, welche fortlaufend wertvolle Proteine millionentonnenweise verkommen läßt? Oder hat sich unsere genetische Programmierung geändert? Haben sich Magien, Kulte, Normen (C.G. Jung) verändert? Es kommt hier weniger auf unsere Meinungen, Empörungen oder unser scheinbar tiefschürfendes Problembewußtsein an als vielmehr auf das radikale Festhalten an dem viel zu vielen Nichtwissen gegenüber den sporadischen Erkenntnisblitzen, deren Seltenheit und Einsamkeit keine Gesetzmäßigkeiten erkennen lassen, es sei denn kunstvoll frei empfundene mit hypothetisch stimulierendem Sinngehalt wie im Falle Lombrosos. Weder die vorspringenden Augenwülste noch die angewachsenen Ohrläppchen oder der kellenförmige Unterkiefer, nicht einmal das Os occipitale intermedium, haben uns rückblickend in der Kriminalätiologie weitergebracht.

Geblieben ist eine noch heute brauchbare Idee, aber kein gültiger Befund, nämlich der Hinweis auf das für die Kriminogenese bedeutsame Phänomen der *Regression*. Je nach Schule wird darunter Verschiedenes verstanden, aber im Prinzip das gleiche gemeint: Ein biologischer, psychologischer, aber auch ein rein aktual-funktioneller Vorgang kann Erscheinungsformen, inhaltlich-assoziative Verknüpfungsmuster (Psychoanalyse) oder Verhaltensabläufe sichtbar machen. Diese können als Kurzschluß in primitiver oder, noch typischer, in archaisch-primitiver Form auftreten. Die Erscheinungsbilder zeigen entwicklungsgeschichtlich Früheres, im gegenwärtigen „Normalsystem“ nicht mehr Enthaltenes. Im psychologischen Bereich handelt es sich meist um Freisetzung von normalerweise integrierten Partialtrieben und ihren Befriedigungsabläufen.

Häufig und kriminell besonders auffällig treten aggressiv gesteuerte Kurzschlußhandlungen auf, wobei es sich meist um Verkürzungen des Handlungsablaufs handelt, die nicht als Ganzes auf Aktivierung primitiver und archaisch-primitiver Verhaltensmuster beruhen. Die Regression reaktiviert in solchen Fällen überwiegend triebhafte und affektive Anteile, die das gesamte Antriebsverhalten verändern. Es braucht dabei keineswegs der Umweltbezug im Sinne von Realitätsverlust gestört zu sein, wie dies häufig in psychotischen Fällen zutrifft. Das „Fahrstuhlmodell“ in Verbindung mit dem „Etagenmodell“ der Persönlichkeit eignet sich demnach nicht zur Versinnbildlichung der regressiven Phänomene. Regression ist auch kein Abwehrmechanismus, wie dies von psychoanalytischer Seite immer wieder behauptet wird. Soweit eine Sinngebung erlaubt ist, handelt es sich überwiegend um ein Freisetzen primitiverer affektiver und triebhafter Verhaltensweisen mit hohem Energiegehalt vorwiegend aggressiver Art, das daher tendenziell kriminogenetisch beachtlich ist.

Generell muß aus heutiger Sicht gesagt werden, daß Regression ein Ich-psychologischer Vorgang ist, der in Verbindung mit dissoziativen Erscheinungen psychotische Symptomatik auslöst. Diese mag je nach Kontext schizoform, depressiv, maniform, anfallsförmig, prozeßhaft oder phasisch in Erscheinung treten.

Begriffskritisch bleibt nun die Frage zu diskutieren, ob Regression in ihren diversen Erscheinungsformen ein kriminogenetischer Faktor ist und, wenn ja, von wo oder wann an und bis wohin und wie lange sie es ist. Es genügt wohl nicht, daß wir uns in Verallgemeinerung retten wie schon Lombroso, der glaubte, in der Regression ein kriminogenetisches Prinzip gefunden zu haben.

Ausgangspunkt ist hier wiederum die Norm, d. h. eine gedachte, sozial erlebte, juristisch und psychiatrisch als gegeben erachtete Basis dessen, was wir alltäglich als normal gar nicht unter normativen Aspekten im Bewußtsein tragen.

Kannibalismus scheint überwunden, soll aber unter ganz außergewöhnlichen, alle normalen Lebensbedingungen sprengenden Umständen immer wieder als Reaktion auf den Notstand des Verhungerns vorkommen. Im Falle des extremen Notstandes des Verhungerns sieht die kriminalisierende Norm von Verfolgung ab, die psychopathologisierende findet keine Worte, es sei denn das der „Regression". Durch Hunger, Durst, Schmerz und Folter etc. regrediert letztlich jeder, offen bleibt lediglich das Symptommuster, welches er dabei zeigt. Auch diese Überlegung macht erkennbar, daß von der Begrifflichkeit her kein tragendes Prinzip Regression gefunden werden kann. Übrig bleibt eine psychodynamische Funktionsrichtung im Ichbereich mit zweifellos regressivem Charakter. Dieser Ich-funktionelle Vorgang bleibt *sinnoffen,* wenn wir nicht dogmatisierend und verkürzend eine in unserem Falle kriminogenetische Ursache daraus machen wollen. Lombrosos geniale Schau hat einen Vorgang im richtigen Kontext gesehen, dem lediglich der psychologische Hintergrund fehlte, den erst die Tiefenpsychologie des 20. Jahrhunderts geliefert hat.

Sobald wir die kausalisierende Denkweise im Zusammenhang mit Regression verlassen, zeigt sich ihre wahre und massive Bedeutsamkeit. Im Rahmen der psychodynamischen, insbesondere Ich-dynamischen Abläufe, welche beim archaisch-primitiven, primitiven, kurzschlüssigen oder desintegrativ in verschiedenen Ausmaßen ablaufenden Geschehen sichtbar werden, zeigen sich Zusammenhänge zwischen Regressionen und manifest oder potentiell kriminellem Verhalten. Diese Abläufe sind in Ländern der dritten Welt zwangsläufig anders als im europäischen Rahmen mit traditionellen sozialen sowie kriminalisierenden und pathologisierenden Prägungs-, Bildungs- und Lernsystemen. Die Beantwortung der Frage, von woher, bis wohin und in welcher Art regrediert wird, setzt nicht nur Kenntnis der zugehörigen psychodynamischen Systeme und Faktoren voraus, wie z. B. Auslöser, Schwellenwerte von Funktionseintritten, allgemeine regressive Reaktionsbereitschaft, Belastbarkeit des persönlich-integrativen Bereichs usw. Es wirkt eine Vielfalt von zuständlichen bis rein aktuellen, völlig zufällig auftretenden Bedingungen miteinander, durcheinander und manchmal sogar nacheinander (Kaskadenreaktion). Es kann sich aber auch um prozeßhaft fortschreitende Vorgänge der Auflockerung sog. höherer psychischer Strukturen, wie z. B. Integration, stellungnehmende Ich-Funktion oder „Wille", handeln bis hin zur Dissoziation der Steuerung im Innerpsychischen und im Umfeldbereich. Die Qualität der regressiven Phänomene erhält daher u. U. völlig verschiedene Stellenwerte, zuerst innerhalb des normalpsychologischen Rahmens, dann bei krankhaften neurotischen Symptomen verschiedenster

Dauer und Auffälligkeit und schließlich bei eigentlich psychotischen Reaktionen, Entwicklungen und Zuständen. Regression ist dabei meist weder inhaltliches noch strukturelles Leitsymptom, begründet somit auch keine selbständigen Krankheitsbilder im traditionellen psychiatrischen Sinn. Sie ist vielmehr ein die Symptomatik erst ermöglichendes Phänomen, vergleichbar den statischen Veränderungen anläßlich eines Erdbebens, welches zu Rissen im Gebäude führt oder beim Einsturz die Wirkung der Schwerkraft sichtbar werden läßt. Physikalisch ist für den Einsturz die letztere kausal, sinnbildlich liegt die „eigentliche Ursache" im Erdbeben.

Man spricht daher besser von regressivem Geschehen im Sinne einer Ereignishaftigkeit, welche auf eine allgemeine, innerpsychische Funktionsrichtung verweist, als von einem Verursachungsprinzip. Die Gefahr falscher Kausalisierungen führt zu leicht zu falschen Erklärungen und entsprechend falschem Verständnis bis hin zu falschem Handeln.

Nachdem am Beispiel der Regression klargemacht wurde, wie schwierig es ist, in gültiger Weise sog. „kriminogenetische Faktoren" festzustellen bzw. wie fragwürdig, solche feststellen zu wollen, bleibt zu verweisen auf diejenigen Bereiche der sog. Fach- und Hilfswissenschaften, welche solche „hervorgebracht" und/oder beschrieben haben.

Im *genetischen Rahmen* wurde bei der Chromosomenanalyse eines „Massenmörders", sozusagen in Analogie zu Lombrosos Entdeckung eines Os occipitale intermedium bei einem „gewöhnlichen Mörder", fast ein Jahrhundert später die Geschlechtschromosomenkonstellation XYY festgestellt und in der Reaktion, zu Lombroso sehr analog, ein entsprechendes „Aha" ausgelöst. Die Entdeckung hatte eine weltweite Untersuchung der Kriminalität von chromosomal abweichenden Tätern zur Folge.

Einer der Haupteffekte war zunächst ein Wiederaufflackern der *Kriminalbiologie,* die in der 1. Hälfte des psychologisierenden 20. Jahrhunderts weitgehend vergessen worden war. Die statistisch relativ schnell mit wenigstens formal gültigen Zahlen erarbeitete Relativierung eines Kausalzusammenhanges zwischen Chromosomenanomalie und Aggressions- bzw. Tötungsdelinquenz ließ die im festgestellten biologischen Phänomen enthaltene Problematik schnell wieder „aus der Mode" kommen. Heute wird noch routinemäßig festgestellt, ob eine Chromosomenanomalie vorliegt oder nicht, von weiteren Untersuchungen, etwa triebpsychopathologischer Art (z. B. nach Szondi), wird normalerweise abgesehen und nicht einmal das „Untersuchungsmaterial" gesichert, weil Kriminalbiologie, „nicht weit vom Rassismus entfernt", für viele kein Thema sein kann.

Der *familiär-hereditäre Rahmen* scheint uns allen schon wesentlich vertrauter. Gerade diese scheinbar erkenntnisfördernde Tatsache wirkt sich eher umgekehrt aus im Falle der Kriminalätiologie. Wer erzählt schon gerne, sein Urgroßvater sei ein Mörder gewesen, sein Großvater sei Henker geworden und sein Vater gewöhnlicher Schlachter. Er selbst hingegen sei trotz dieser betrüblich primitiv-brutalen Ahnenleiter väterlicherseits ein hochentwickelter Bewahrer des Menschenlebens geworden, nämlich Chirurg. Daraus sei zu schließen, daß Heredität beim Menschen gegenüber der Erziehung und dem persönlichen Willen keine Rolle spiele oder eine lediglich nebensächliche. Dieses Beispiel stammt in seiner Primitivität nicht von L. Szondi, illustriert aber einen seiner wesentlichen Grundgedanken im Sinne einer Karikatur.

Eine große Erschwerung auf einfachster Erhebungsebene hat sich durch die enorme Steigerung der Bevölkerungsfluktuation ergeben. Die Familien kennen sich vielleicht noch innerhalb zweier Generationen. Abstammungswissen ist verlorengegangen und damit auch der familiäre Längsschnitt. Das gleiche gilt in erhöhtem Maße für die sog. Sippe, d.h. die Erfassung der Nebenlinien ist nur mit großem Forschungsaufwand in aufreibender Kleinarbeit möglich. Die nötigen größeren Zahlen zur Annahme auch nur einigermaßen glaubwürdiger Befunde fehlen. Die familiär-biographische Erfassung der Heredität unterliegt ferner der Schwierigkeit, Biologisches von Psychologischem zu trennen.

Sog. *Symptomtraditionen* können biologische Vermutungen wecken, weil vom Großvater bis zum Enkel gewisse von der sog. Norm abweichende Verhaltensmuster auftreten können, die Vererbung vortäuschen.

Am Beispiel der Zwillingsforschung läßt sich dieser Problemkreis wissenschaftlich am besten sichtbar machen. Konkordanz- und Diskordanzanalysen eineiiger Zwillinge, die zusammen oder getrennt aufgewachsen sind, zeigen im Vergleich mit zweieiigen Zwillingen glaubhafte Proportionen zwischen Bio- und Psychogenese. Die Wechselwirkungen zwischen beiden Faktorengruppen sind damit nicht erhellt, aber als Probleme sichtbar gemacht.

Ohne Zweifel überwiegen die sog. Prägungs- und Konditionierungseffekte, d.h. Einflüsse der Umgebung, als Begründung von Mustern aus Tradition, Haltungen und Verhalten. Unbewußte und bewußte Lernprozesse spielen dabei eine wesentliche Rolle. Nach dem heutigen Stand der sog. Wissenschaft hängt hier zu vieles vom Standpunkt des Betrachters ab. Es fehlt nicht an bestechend einleuchtenden Beispielen, an Ansätzen für Theoriebildung oder an Versuchen, Wahrscheinlichkeiten über Mathematisierung zu erreichen und Kausalzusammenhänge sichtbar zu machen. Für alle diese Bemühungen gilt leider *nicht das Erkannte als Erkenntnis, sondern umgekehrt die Vielfalt des Nichterkannten* oder noch nicht Erkennbaren, innerhalb welcher die meist fragmentarischen und begrenzten Erkenntnisse möglichst „als ob gesichert" angeboten werden.

Zwischen den erbfaktoriellen Gesichtspunkten und den persönlich eigenen und umweltlichen Entfaltungs- und Lernperspektiven läßt sich der vorgeburtliche und Geburtsbereich gut abgrenzen und auch relativ leicht überprüfen. Eine verhältnismäßig große Zahl sog. biologisch Geschädigter sind Hirngeschädigte aus dieser Lebensphase. Auch erworbene Mißbildungen anderer Art sind beachtlich, allerdings unter anderen Gesichtspunkten. Hier ist nicht die strukturelle Hauptmatrize der Psyche, das Gehirn, geschädigt oder verändert, sondern die psychosoziale Entwicklung durch ein körperliches Ausfall- und/oder Störphänomen belastet.

Vorgeburtliche Schäden, teils durch interkurrente Erkrankungen der Mutter, aber auch zahlreiche Möglichkeiten anderer Schädigungen im Schwangerschaftsablauf, begründen ein breites, hier nicht zur Diskussion stehendes Spektrum von oft bereits bei der Geburt erkennbaren Schäden, in deren Folge ganze Lebensläufe „verzerrt", sozial negativ, im schlimmsten Falle sozial gefährlich ablaufen können. Schon hier zeichnet sich ab, daß auch im psychobiologischen Einzelfall Kriminalätiologie, z.B. diffuse Hirnschädigung vorwiegend im Bereich der Temporallappen, nicht zwingend kriminogenetisch wirken muß, sondern höchstens mit signifikant erhöhter Proportionalität. Auch hier braucht keine Kausalität zu bestehen. Soweit überhaupt nachgewiesen, handelt es sich bestenfalls um Koinzidenzen.

Es zeigt sich somit immer wieder, ohne auf Vollständigkeiten oder Lücken der Betrachtungsweise einzugehen, daß Kriminalätiologie und Kriminogenese lediglich theoretisch bedeutsame, verschiedenartige Ausgangspunkte der Betrachtung sind. Es kommt ihnen zwar durchaus ein berechtigtes, eigenständiges Zuordnungssystem zu, aber vom brauchbaren Ergebnis her, der kriminellen Tat als effektivem Gegenstand der Forschung, läßt sich kaum ein Verständnisgewinn aus Differenzierungsproblemen zwischen Kriminalätiologie und Kriminogenese erzielen. Die viel beklagte Verkürzung der Problematik ergibt sich hier aus der Brauchbarkeit für den pragmatischen Alltag. Wesentliche Brücke über diese im Einzelfall immer im Leben zurückliegenden Erkenntnispfeiler bildet in jedem Fall der erkennende Geist. Nur wer ätiologisch denken kann, sucht nach Ätiologie. Nur wer kriminogenetisch interessiert ist, lernt kriminogenetisch denken und lernt in der Vielfalt kriminogenetischer Faktoren, als Künstler, wie ein Karikaturist, die charakteristischen Linien eines Falles zu sehen und darzustellen. Dies wäre dann wiederum keine Wissenschaft sondern eine Kunst. So wie die Verhältnisse liegen, wird es ohne Kunst nicht gehen, und jahrzehntelanger Leerlauf pseudowissenschaftlicher Gebärden ersetzt keine direkt verständlichen Karikaturen.

Kriminalätiologie und *Kriminogenese* stehen nur scheinbar im formal-logischen Sinn wie Ursache und Wirkung zueinander. Wie schon oft gesagt, fehlt in der Alltagswirklichkeit die Geschlossenheit in der Kausalkette. Vom Ursachenbündel über die Vielfalt kriminogener Faktoren bis hin zu ihrer kriminodynamischen Aktivierung und Verflechtung innerhalb einer Situation, die zur Tatsituation werden kann oder im letzten Augenblick auch nicht, weil die Tat nicht stattfindet, läßt sich nur mit Willkür und dichterischem Talent ein roter Faden der Kausalität spannen oder präziser gesagt „spinnen". Traurigerweise findet diese pseudokriminologische Denkweise nicht nur Anhänger, sondern auch überzeugte Urteiler und Vollzieher, denen es immer wieder gelingt, mit ihrem „Halbdenken" die „Nichtdenker" zu überzeugen.

Das Wissen im Bereich der Kriminalätiologie und der Kriminogenese ist ein fragmentarisches Wissen, sozusagen eine Inselgruppe im Ozean der Unbekannten. Es bleibt daher immer falsch, aus einer derartigen fast zufälligen Anordnung von Fragmenten ein Ganzes machen zu wollen.

Der Umkehrschluß, daß nämlich die Konsequenz aus dieser Überlegung die *Verneinung der Beurteilbarkeit* und erkenntnisloses Ausspeien irgendwelcher dogmatisch fixierter Gedanken wenigstens rechtssicherer sei, stimmt nur in seltensten Fällen und normalerweise nicht mehr, sobald psychopathologische Faktoren in irgendeinem Bereich des kriminellen Geschehens mitspielen.

Die Neigung, aus Grundlagen, wie in unserem Fall Kriminalätiologie und Kriminogenese, eine Kriminodynamik aufzubauen und von dieser aus eine Tat erklären zu wollen, entspricht einem verbreiteten Denkmodell und macht auf den ersten Blick einen überzeugenden Eindruck. Es ist aber falsch zu glauben, Statisches, weil körperlich Feststellbares, wie z. B. ein Hirnschaden, sei gesicherter, also „wahrer", als eine rein funktionelle Störung, z. B. im Rahmen einer Epilepsie. Der Aufbau des Erkenntnisvorgangs von unten nach oben, aus sedimentierten Grundlagen zur aktuellen Funktion, reicht bedauerlicherweise nicht bis zu dieser. Die jeweilige Tat als eigentlicher Gegenstand des forschenden Erkennens ist jeweils abgelaufen, bevor sie registriert wird. Nur mit hochtechnisierten, meist elektronischen Mitteln, läßt sie sich in seltenen Fällen visuell, akustisch und im Bewegungsablauf innerhalb eines gemessenen Raum-Zeit-Gefüges erfassen. Solche Systeme werden fast nur zu Sicherungszwecken an besonderen Objekten eingesetzt. Außer bei Banken sowie politisch und militärisch sicherungsbedürftigen Anlagen fehlt auch die Möglichkeit zur Direkterfassung der Tat. Wenn eine solche Aufzeichnung ausnahmsweise auswertbar gelingt, handelt es sich meist um Aktionen „normalpsychologischer Art", d.h. nicht um eindeutig psychopathologische Manifestationen.

Kriminogenese läßt sich demnach auch heute noch fast ausschließlich als Rekonstruktion aus dem Rückblick darstellen. Kriminalätiologie und Kriminogenese lassen sich dann teilweise aus dieser analytischen Perspektive aufgrund vorhandenen Wissens verständniserweiternd aktivieren. Der jeweils aktuelle „Fall" zeigt immer Merkmale „wie gehabt", aber auch immer Neues und Besonderheiten, wie die Details der Kriminodynamik, soweit rekonstruierbar, zeigen.

Erneut zeigt sich an dieser Nahtstelle zwischen Wissen aus der unmittelbaren Gegenwart der Einzeltat und teilweise mehr schlecht als recht verarbeitetem Erfahrungswissen die Gefahr einer *Umkehr der zeitlichen Denkrichtung*. Je länger der Zeitpunkt der Tat zurückliegt, desto stärker überwiegt in der Erklärung und Erforschung die Bereitschaft, Erfahrungswissen einzusetzen. Es wird also eine auf den Einzelfall bezogene „Scheinkriminogenese" (bzw. Kriminalätiologie) konstruiert. Diese kann wiederum vorwärts ausgeweitet werden bis zu einer gewissen „tatbestandstypischen" Tatschilderung, deren Details dann oft keine Tatdetails mehr sind, sondern Produkte einer Art „Tatbestandskonfektion". Diese blüht mit Vorliebe im Rahmen von kriminologisch interessierten, aber nur halbgebildeten Kriminalverfolgern unterer Ordnung.

Vor allem bei schwachsinnigen Tätern, denen fast alles suggeriert werden kann, finden sich die unglaublichsten Blüten kriminalistischer Phantasie, weil z.B. Imbezille oft schon unter dem bloßen Eindruck des Verhörs jedes Protokoll unterschreiben, wenn auch nur, um Ruhe zu haben.

Wenn die Fragmente ohne Nähte nicht verbunden werden können, das richtige Nähen aber eine Kunst ist, dann stellt sich für die Justiz die Frage „Wer ist was für ein Künstler?". Hier treffen sich Aggravanten, Bagatellisatoren, Pikanteristen, Miniaturisten, Detailfetischisten mit Globalisten bis hin zu Superskrupulösen, denen an jedem Befund noch ein paar Teilbefunde fehlen. Methodisch legitim und einfach genug wäre wie beim Nähen ein: „Zweimal hin und her". Dies würde bedeuten, daß Neuwissen über die frische Tat zuerst festgehalten, dann mit „Altwissen" der Kriminalätiologie und Kriminogenese konfrontiert und frisch in Frage gestellt und schließlich durch Ergänzungsuntersuchungen am neuen Tatbestand erweitert wird. Das häufig vorkommende „Anreichern" kriminalistischer Erkenntnisse aus kriminologischem Grundlagenwissen führt zu untragbaren Verzerrungen der Sachverhaltsdarstellungen und von dort zu ungerechten Urteilen.

Eines der Hauptfelder der Sachverhaltserweiterung liegt zweifellos im Bereich der Psychopathologie. Hier reden viele mit, aber nicht nur Berufene. In einer Welt, in der sich jeder Psychologe nennen kann einerseits und in der ein Facharzt für Psychiatrie andererseits noch keineswegs viel von Kriminalpsychopathologie zu verstehen braucht, ist ein entsprechendes Terminologiechaos und von daher Wahrheitsfindungs- und Entscheidungschaos wahrscheinlich. Manchmal haben Gerichte auch Glück, und das nennen wir dann zu Recht „unsere Gerechtigkeit".

Es gilt daher aus allen diesen Gründen einen Rahmen in mehrfachen Stufen zu bilden, vom Gesicherten bis zum mit Recht Vermutbaren. Wer dies nicht tut, gerät automatisch in eine „Salattechnik“: Entweder steht völlig Unwichtiges breit neben Wichtigem, das, im „Nebensatz“ versteckt, zwar auch noch dabei ist, aber seinen Stellenwert verpaßt hat. Oder der zeitliche Rahmen stimmt nicht, Neuestes wird mit Altem kritiklos in Zusammenhang gestellt, vielleicht weil es inhaltlich-assoziativ zusammenpaßt (zeitlich hat es aber trotzdem nichts miteinander zu tun). Das Gleiche gilt für scheinbare räumliche Zusammenhänge.

Zeit ist immer Ablauf, entweder von etwas her über eine Gegenwart auf etwas hin oder Zeitraum als abstrakte zeitliche Dimension. Anthropologisch vermengt sich beides zu Lebenszeit und diese wiederum in eine völlig subjektive Dimension des Selbsterlebnisses und eine relativ objektivierbare der sog. Lebensphasen, als Ganzes ein nicht umkehrbarer Vorgang auf den Tod hin. In diesen vorwiegend physikalischen Rahmen läßt sich ein einzelpersönlicher, im Ablauf einmaliger Lebensvorgang stellen, eine Biographie. Diese orientiert sich im Längsschnitt des Lebensablaufs einerseits an räumlich-zeitlichen Daten und andererseits an lokalisierbaren eigenen Lebensereignissen. Diese letzteren können und sollen als Lebensquerschnitte erfaßt und dargestellt werden. Selbstverständlich sind sie im Zusammenhang zu sehen mit den sog. Lebensphasen und von daher oft auch zuzuordnen. Das Ziel ist eine lebensphasisch - vom dazugehörigen Allgemeinwissen angereicherte -, auf die persönliche Zuständigkeit und Entwicklung ausgerichtete Erkenntnis. Diese soll den Einzelfall hervorheben, aber auch seine Verallgemeinerung ermöglichen.

Erst mit der konsequent durchgeführten *biographischen Längsschnitt-Querschnitt-Methode* lassen sich Abweichungen vom „theoretischen Normalablauf“ räumlich, zeitlich und hinsichtlich der Biographie des einzelnen lokalisieren.

Von dem skizzierten Rahmen her läßt sich fokussierend ein relativ gültiges „Tatzeitbild“ mit Rahmenbedingungen, wie z. B. Rückfallversuchungen oder affektiven Ausnahmezuständen (z. B. Wut, Haß, Eifersucht oder Gekränktheit), als kriminogenetisch wirksam und kriminodynamisch steuernd erklären und verstehen. Der biographische Längs- und Querschnitt ergibt fast selbstverständlich Einblick in den Entwicklungsablauf. Vor allem Verzögerungen oder sogar Ausfälle in der Entfaltung, aber auch Verschiebungen und Sukzessionsstörungen im Vergleich mit dem „Normalzeitplan“ geben Hinweise auf vermutliche Ursachen, Folgen, Entwicklungsabweichungen bis hin zu aktuellen Verhaltensstörungen.

So bringt z. B. ein vorgeburtlich oder durch Geburtsschädigung bewirkter Hirnschaden diffuser Art häufig Verzögerungen im Zeitplan der einfachsten Lebensabläufe, wie z. B. Trinken, Essen, Sauberwerden, Sprechen, Gehen, Spielen, einfaches Lernen, aber auch in der Differenzierung der affektiven Reaktionsweisen.

Häufig reagiert die pflegende Umgebung kompensatorisch mit Intensitätssteigerung der vermeintlich erzieherischen Maßnahmen, weil frühkindliche Hirnschäden ohne sichtbare Ausfälle, wie z. B. Lähmungen, meist nicht sofort erkannt werden. In der Folge wird aus einem vorgegebenen Schaden ein aufgepfropfter Erziehungsschaden mit dem Ergebnis frühkindlicher Verhaltensstörungen, die nicht mehr genau erkennen lassen, welcher Bereich des Fächers von Ursächlichkeiten die Hauptrolle spielt.

Die nachträgliche Erforschung der Frühkindheit mit allen Möglichkeiten schwer rekonstruierbarer erster Umweltbezüge stolpert von Vermutung zu Vermutung. Da mag eine „böse“ Mutter, ein schwachsinniges Dienstmädchen, ein betrunkener Vater, ein allgemein schwer verwahrlostes Milieu oder ganz einfach Isolation und Verlassenheit jeweils in traumatisierenden Ausmaßen festgestellt werden. Alles könnte die Ursache sein, aber die Unsicherheit in der Kausalität bleibt bestehen, auch bei scheinbar erdrückenden Befunden. Eine Quote schwerst traumatisierter Kinder entwickelt sich entgegen allen theoretischen Erwartungen normal. Gesundheit ist eben noch schwerer zu bestimmen als Krankheit und Abartigkeit.

Wesentlich bleibt, daß die zahlreichen Fragestellungen gesehen, bearbeitet und möglichst provisorisch beantwortet werden. Dabei reichert sich Wissen an und fügt sich mit der Zeit zu brauchbaren Erkenntnissen. Die Gefahr kommt nicht aus den Sachwiderständen, sondern aus beschlußhaften, zu unrichtigen Doktrinen erstarrten unechten „Wahrheiten“.

Liegt z.B. in einem sog. „early separation syndrom“ (frühkindliche vorzeitige Trennung von der Pflegeperson, meist der Mutter) eine größere Gefahr der Begründung einer Entwicklungsstörung als in einer nicht rechtzeitig vollzogenen, vielleicht bis ins Erwachsenenalter verschleppten Ablösung? Muß Ablösung überhaupt sein? Ist Fixation vielleicht besser? Was ist eigentlich Reifung und Reife? Sind es erlernte „Handhabungsmodelle“ der in einer Gesellschaft jeweils gültigen altersspezifischen Vorhaltensmuster, oder gleicht der Vorgang der Reifung eines Apfels am Baum? Da würde Wurmstichigkeit frühreif machen und Schatten Verspätung bringen. Wie steht es um die jugendlichen Genies und die späten Alterswerke in der leider weitgehend fehlenden Begabungsforschung innerhalb des Stadiums von Entwicklungsvorgängen? Die Kunst, in der Fragestellung zu verharren, schützt wohl auch hier vor zu sicherem Wissen.

Es bleibt eine offene Frage im Rahmen allgemeiner Erkenntniskritik und Methodik, wie und wann Theorie, Hypothese, einfaches Denkmodell usw. brauchbar einzusetzen seien. Im Falle der Kriminalpsychopathologie scheinen die kurzen Denkmuster, orientiert an real überprüfbaren Erfahrungen und Ereignissen im Rahmen des Einzelfalles, besser geeignet zu sein als systematisierte Thesen über Aggression, Frustration, Sucht, Verlassenheit usw. Die Wahrscheinlichkeit der ungetrübten Direktbeobachtung steigt mit diesem methodischen Ansatz. Die Wiederbeobachtung und Durcharbeitung mit erweiterten und differenzierteren bis hin zu komplexen Denkmodellen bringt zusätzliche Ergebnisse bei der Verarbeitung, verführt aber bei der Erstbearbeitung leicht zu vorschneller Generalisierung und abrundender Klärung des Sachverhalts.

Ob z.B. ein Brandstifter während des Brandes anwesend ist und in welchem Abstand vom Feuer und den übrigen Zuschauern, ist nicht nur von kriminalistischem Interesse. Ob er dabei sexuell erregt ist und onaniert, ist von kriminalpsychologischem Interesse. Festzustellen hingegen, ob er auch noch schwachsinnig und/oder Epileptiker ist, muß ja nicht unbedingt das Anliegen eines Polizeiwachtmeisters sein, der zweifellos glaubt, er gäbe sich besondere Mühe und verstehe mehr davon als Kollegen, die bloß den Täter dingfest machen. Wesentlich wäre, daß in jedem Fall rechtzeitig, d.h. möglichst sofort, eine qualifizierte Untersuchung stattfindet. Die Bedeutung des Zeitpunktes darf nicht unterschätzt werden, weil z.B. Alkohol- und Drogeneinfluß, aber auch Dämmerzustände und kompliziertere deliröse Störungen eine Rolle spielen können, die rasch abklingen und dem Täter selbst die Rückschau verbauen können. Dadurch wird im Protokoll oft ein Zerrbild hergestellt nach der Formel: „Der Täter will nicht mehr wissen, wie er an den Tatort kam. Er behauptet, er sei einfach dort gewesen und dann habe es gebrannt. Die Polizei habe ihn dann mitgenommen und dann sei alles so gekommen, jetzt sei er eben in dieser Sache drin. Mehr könne er nicht sagen." Ein derartiges Protokollfragment deutet zwar auf Schwachsinn hin, ist aber völlig unqualifiziert, weil die entsprechenden Feststellungen zum psychischen Sachverhalt fehlen. Der Täter wird z. B. durch falsches Verhalten der Untersuchungsorgane verwirrt und damit u. U. eine qualifizierte, sachkundige Klärung des psychischen Sachverhalts, z. T. sogar des Tatbestands, verunmöglicht. Mehrfache Verhöre in mehrtägigen Abständen mit Konfrontationen früherer Aussagen, Suggestivfragen, Versprechungen, Drohungen usw. verwirren einen erhöht Suggestiblen besonders leicht, wobei festgehalten werden muß, daß Schwachsinn, unabhängig auf welcher Basis er besteht, alle psychopathologischen Symptome verstärkt. Dazu gehören auch viele Formen von Amnesien, deren Genese im Zeitgefüge der Tat und ihrer Folgen schwer zu lokalisieren sind. Auch sog. Schutzbehauptungen können in ihrer u. U. reichhaltigen Vielfalt Symptomwert haben, andererseits auch Ergebnisse falscher Verhörtechnik sein. Der Zeitrahmen ist also auch hier wichtig. Sogenannte schleichende psychotische Entwicklungen können für die Schuldfähigkeitsbeurteilung größte Schwierigkeiten bieten, aber auch umgekehrt eine erneute Überprüfung im nachhinein, evtl. erst in der Phase des Strafvollzugs notwendig machen. Besonders dramatische und schauderhafte Taten, die entsprechend massive Emotionen stimulieren, führen leicht zu Beurteilungsfehlern. Es stellt sich dabei die diskrete Nebenfrage, ob die Untersuchungsorgane und die Justiz in die psychopathologische Beurteilung miteinbezogen werden sollen.

Die Analyse kriminellen Verhaltens im Raum-Zeit-Gefüge ermöglicht eine relativ differenzierte Zuordnung der einzelnen Phasen und Abläufe im Tataufbau und -geschehen. Es wird eine *Kriminodynamik* sichtbar. Sie ermöglicht, typische Abläufe von atypischen zu unterscheiden und die Art der Abweichung zu bestimmen. Intensität und Ausmaß, in Wiederholungsfällen die Frequenz, ihre Gleichförmigkeit oder Variabilität, aber auch Einzelsymptome können das übliche Routinebild des Tatablaufs massiv verändern. Auf die grundsätzliche Fragestellung nach „Krankheit, Abartigkeit und Gesundheit" wird anschließend eingegangen. Die Kriminodynamik bringt lediglich den Gesichtspunkt des Tatablaufs ins engere Gesichtsfeld, weil dabei u. U. Besonderheiten festgestellt werden, die nicht nur Detailwert innerhalb des Tatbestandes haben, sondern Zuordnungskriterien enthalten, v. a. wenn es sich um psychopathologisch erhebliche Erscheinungen handelt. Ein anfallsförmiger Ablauf hat andere Zuordnungskonsequenzen als ein prozeßhafter, desgleichen ein stereotyp gleichförmiger oder ein zuständlich abartiger. Die Differenzierung der Zuordnungskriterien ist notwendig für den Aufbau einer brauchbaren Gefährlichkeitsprognose und zur Begründung von Maßnahmen.

Die Gesichtspunkte krank, abartig und gesund

Das Überschneidungsmodell

In diesem Modell wird versucht, denktechnisch die 3 Begriffsgruppen krank, abartig und gesund einerseits auseinanderzuhalten, andererseits ihre Überschneidungen sichtbar zu machen.

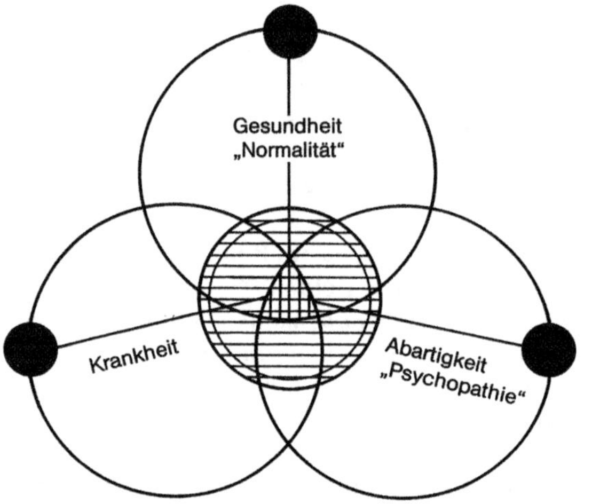

Abb. 2. Überschneidungsmodell (Schwellenwerte/Grenzwerte) von Gesundheit, Krankheit und Abartigkeit. ▦ untrennbare Überschneidung = nicht zuzuordnen; ▤ erkennbare Überschneidung = teilweise zuzuordnen; ● extreme Zuordnung „ohne“ Überschneidung = Widerspruch zur praktischen Erfahrung. (Nach Gschwind et al. 1982)

Es wird sich zeigen, daß dies nicht so einfach ist, wie die vorgelegte graphische Darstellung vermuten läßt. Erstens sind Psychismen nicht ohne weiteres Kreise, z. B. sog. Formenkreise, Erscheinungskreise oder Lebenskreise, sondern charakteristische Anordnungen seelischer Funktionen, deren Ordnungsprinzip keineswegs rund zu sein braucht.

Die dargestellte Abstraktion ist demnach völlig willkürlich, aber erfahrungsgemäß instruktiv. Zu dieser frei gewählten Form muß kritischerweise hinzugefügt werden, daß sie im vorgelegten Fall Proportionsgleichheit aufweist, als ob es sich um konstante Größen, Intensitäten und Anteile handeln könnte oder müßte.

Das *wesentliche Prinzip ist aber vielmehr die Inkonstanz der funktionellen Verhältnisse.* Diese können im starren Druck nicht dargestellt werden. Sie müssen als Denkleistung vom Leser erbracht und visuell dynamisiert werden. Das dargestellte Schema dient demnach nur als Aufhänger und Orientierung im funktionellen Gewirr der Komponenten.

Auch Begriffe werden nicht automatisch klar, sondern lediglich die Schwierigkeit ihrer Bestimmung. Das Modell scheint in dieser Form rein anthropozentrisch gedacht zu sein, sozusagen „umweltlos" objektiviert. Ein Kreis um das Ganze hätte dem abhelfen können. In der vorgelegten Form kann sich der Leser jedoch das jeweilige Zustandsbild des „gedachten Einzelnen" in der Mit- und Umwelt freiflottierend vorstellen und damit der Wirklichkeit näherkommen als über einen zusätzlichen Umkreis.

Die dargestellten Kreise, als „Begriffsgruppen" gedacht, decken bestenfalls typische Merkmalsammlungen ab, aber keine festgelegten Bereiche. Ab wann und und bis wann ist einer „verrückt"? Ist er es noch nicht ganz und wird es noch oder doch nicht? Seit wann ist er es nicht mehr und geht es ihm gut? Oder geht es ihm bloß besser? Und wer sagt, was gut ist? Ist das „gut" gleichbedeutend mit „gesund", d. h. geheilt, oder ist es bloß eine längerdauernde, akzeptable, für Eigen-, Mit- und Umwelt störungsfreie Zuständlichkeit ohne grobe psychopathologische Zuordnung? Sind umgekehrt die beobachtbaren Charakteristika derartig konstant, daß von einem „Verlauf", es sei denn Lebenslauf, kaum gesprochen werden kann? Handelt es sich da um Gesundheit oder Abartigkeit, weil Krankheit von der fehlenden Symptomatik her ausgeschlossen ist? Ist man sicher, daß ein derart Gesunder oder Abartiger nicht doch noch krank und z. B. an einer senilen Paranoia blütenreich verrückt wird?

Darstellungssymbolisch sind eigentlich nur die Zentren der 3 Kreise für ihre Stichworte und die damit zusammenhängenden weiteren Inhalte sinngerecht gültig. Die jeweilige Peripherie (schwarze Punkte) soll den Extremfall symbolisieren.

Hier zeigt sich eine Besonderheit. Der extrem Kranke ist für jedermann spontan als krank erkennbar, z. B. im epileptischen Anfall, im akuten Schub einer sog. Schizophrenie bzw. dissoziativen Psychose mit formalen und inhaltlichen Denkstörungen, Mutismus, Katalepsie usw.

Der extrem Gesunde hingegen müßte ja supernormal sein, eine Qualifikation, die niemand bestimmen kann, es sei denn negativ über die Feststellung der totalen Abwesenheit irgendwelcher Abweichungen von einer gedachten Norm, geschweige denn Bionorm mit einer Vielfalt von Bezügen „von ... bis". Wir können demnach relativ sicher sagen, was krank ist, sobald die Ausprägung der Abweichung Symptomwert erhält. Gesundheit bleibt demgegenüber auch im Extremfall hypothetisch.

Von daher gesehen sind krank und gesund weder eine echte Alternative noch ein Gegensatz. Es handelt sich vielmehr um ein verschiedenartiges Konzept der Betrachtung, dessen Besonderheit wenig gewürdigt wird. Gesundheit ist praktisch nicht feststellbar, sondern nur beschließbar. Demgegenüber machen viele feststellbare Symptome in vielen Fällen noch keine Krankheit aus. Das Grundverhältnis des funktionellen Ganzen zum abweichend funktionierenden Teil und Teilchen muß hier von einer hoch genug gelegenen Warte aus gesehen werden. Brauchbare Zuordnung erfordert Erfahrung, Sinn für Adäquanz und Proportionalität, im Prinzip eine künstlerische Einstellung, die mit viel wissenschaftlichem Handwerkszeug umzugehen versteht. Die ganzheitlich einigermaßen richtige Zusammenschau der Vielfalt von Abweichungen und Symptomen kann nur in dieser Verbindung gelingen.

Es ist eine absurde wissenschaftsblödsinnige Vorstellung, in der ganzheitlichen Erkenntnis über Mathematisierung einzelner Befunde und ihrer Relationen weiterzukommen. Die in der aktuellen „Psychologie" teils üblich gewordene Standardisierung von Zuordnungskriterien mit Verrechnungschlüssel entspricht samt und sonders pseudowissenschaftlichen Spielereien, die aus der Sicht echter Mathematisierung bestenfalls Heiterkeit erregen können.

Die 3. Gruppe der Abartigen und Psychopathen stellt eine Zwischenstellung zu den Gesunden und Kranken dar, ohne ihnen zuzugehören. Ihre Extremformen können direkt erkennbar sein, aber auch völlig verborgen, worin u. U. ihre Gefährlichkeit liegt. Sie können aber auch „verdeckt", „latent" oder im Kontext eines Leidens, einer sog. Neurose, „verpackt" sein. Auf den ersten Blick unsichtbar und/ oder jahrelang unerkannt, polarisiert sich das Spektrum dieser Gruppe vom „Krankheitsnahen" mit mehr oder weniger „Krankheitswert" bis hin zum Alltagsmenschen mit kleinen Auffälligkeiten, die aber genügen, um uns sagen zu lassen, er oder sie sei „eben doch, wahrscheinlich, ein Psychopath, aber man könne das auch anders sehen, über Stil und Geschmack lasse sich streiten". Derartige Redeweisen im Alltag werden über die „Gesunden" und die „Kranken" nicht geführt. Sie sind ein Resultat einer nicht voll bewußt ablaufenden Ausgliederung, die am Andersartigen, Nichtkonformen, Widersprüchlichen, manchmal auch nur Schwerverständlichen oder Unverstandenen aneckt. Darin steckt nun ein wesentliches Merkmal der weitgehend unbewußten Sozialnorm, die im Verhaltensmusterkatalog Wertungen und Zuordnungen vornimmt, ohne daß der einzelne sich Rechenschaft darüber gibt, daß er tatsächlich urteilt.

Der Psychopath „ist" deshalb einer, weil er sozialnormativ so ein- und, von der „Normalität" her gesehen, so ausgegliedert wurde und wird.

Wesentlicherweise kann man zwar „psychopathische Züge" haben, die beschreibbar sind und in ihrem Abweichungsgrad von einer gedachten Norm sogar meßbar, aber die Seinsform „Psychopathie" wird damit nicht getroffen. Wir halten uns jeweils diagnostisch nur an ein paar Leitmotiven fest, z. B. Explosivität, Haltschwäche, abnorme Verstimmbarkeit, Sadomasochismus, Pädophilie, Unstetheit, Autismus usw. Alles kann sich im psychischen Bereich zu einer Psychopathie „kondensieren". Dazu gehört die Zuständlichkeit, das Nichtheilen. Langfristige Veränderungen sind „erlaubt", sei es zur Besserung oder Verschlechterung hin. Denn Psychopathie kann nicht nur krankheitsnah, sondern auch schuldnah sein. Dies gilt insbesondere für die Perversen. An ihrem Beispiel zeigt sich die Schummerigkeit der Moral bzw. sozialen Aus- oder Eingliederungsbereitschaft.

Zwischen einem Schmetterlingssammler, der Zehntausende von Exemplaren fein säuberlich geordnet an seinen Nadeln aufspießt, einem Scharfrichter, der in guten Tagen über 100 Menschen köpft, und einem Jugendlichen, der ein paar Knaben bei lebendigem Leibe „schlachtet", zeichnen sich enorme Empörungsunterschiede der „Mitmenschen" bzw. Sozialnormträger ab, die zwar vom Ereignis der sog. Taten ausgelöst werden, aber von der grundsätzlichen Frage des unnötigen Tötens her wenig beeinflußt sind. „Schwere" der Abartigkeit müßte theoretisch von der Größe der Abweichung bestimmt sein, welche von einem längerfristigen (jahrzehnte- bzw. früher jahrhundertelangen) sozio-, psycho- und biologischen Verhaltenskodex als gedachter Norm abhinge. So ist es möglich, daß der Schmetterlingssammler ein anerkannter Experte unter seinesgleichen in der „Wissenschaft" ist, der Scharfrichter ein ehrenwerter Pflichtmensch und nur der jugendliche Knabenschlächter ein vom Teufel besessener, bestialischer Unmensch. Die 3 großen Bereiche, welche sich im Schaubild überschneiden, sind demnach verschiedenen Normativitäten unterworfen. *Die Gesunden werden nach gedachten Normen eingeschätzt, die Kranken nach empirischen und die Abartigen nach sozialen und teilweise auch moralischen.*

Nicht nur die Zuteilung zu den 3 Gruppen erscheint hier wichtig, sondern insbesondere ihre unterschiedlichen Erhebungssysteme.

Die *Krankheitslehre* arbeitet je nach Land und Tradition verschiedenartig. Sie ist keine Einheit. Meist umfaßt sie auch die „Abartigkeitslehre". Die Gesundheitslehre wird in vielen Varianten zur Heilslehre, welche die Gesundheit will und auf viele Weisen predigt, z. B. nach dem Motto „Vegetarier aller Länder vereinigt euch!". Sie reicht von Kneipp-Sandalen und Jogging bis zum Yoga und von Paracelsus bis zu Bircher-Benner. Diese Missionare forschen nicht oder nur wenig danach, was Gesundheit sei, sondern danach, wie der einzelne oder die Menschheit gesund bleibe bzw. gesünder werde. Aus dieser Sicht ist von den 3 Aspekten „die Gesundheit" der irrationalste. Der Kranke weiß, was sie war, der Geheilte, was sie wert ist. Der Abartige zählt sich meist zu den Gesunden oder fühlt sich mindestens so. Nur der „Gesunde" ordnet sich spontanerweise nicht zu oder ein, weil er eben wenigstens in seiner Selbsteinschätzung psychisch gesund ist. Für ihn und die übrigen Gesunden gilt noch immer der Ausspruch eines berühmten Pathologen: „Gesundheit ist nicht erkannte Krankheit".

Zur Überschneidungsproblematik der 3 Erscheinungsgruppen, welche in deren Mitte symbolisiert zum Ausdruck kommt, muß vermerkt werden, daß es sich nicht um eine Überschichtung, Überlagerung usw. handeln kann. Die Worte „verwoben oder wechselseitig durchdrungen" sind noch viel zu mechanistisch, um diesen völlig dynamisch zu verstehenden Zusammenhang symbolisch einigermaßen sinngerecht auszudrücken. Nimmt man an, die schwarzen Punkte auf der Peripherie der großen Kreise symbolisierten Extremfälle, so müßte der Mittelpunkt des dargestellten Schaubildes jenen undurchschaubaren, lebendigen Kern darstellen, in welchem sich die 3 Erscheinungsgruppen mangels Profil ihrer Symptome verlieren.

Gedanklich könnte man den Zentralbereich solange ausweiten, bis Profilierung im Großkreissystem erfolgt, und damit Grenzwerte bestimmen, anhand welcher von Krankheit, Abartigkeit und Gesundheit gesprochen werden könnte. Damit würde sich jedoch der Teufelskreis erneut bei einer zu bestimmenden Norm schließen und keine neue Erkenntnis gewonnen. Ergebnis zum Gebrauch kann indessen die Einsicht in die Kompliziertheit und Komplexität dieser Problematik sein.

Eine Kriminalpsychopathologie hat sich mit Krankheit und Abartigkeit zu befassen, obwohl es zweifellos „gesunde Verbrecher" gibt, wobei nochmals auf die uralte Diskussion um die „gesunden Abartigen" hingewiesen werden soll.

Psychiatrische Einteilungen

Im folgenden wenden wir uns kurz den psychiatrischen Einteilungen zu. Vorauszuschicken ist, daß von einer einheitlichen, weltweiten Psychiatrie keine Rede sein kann.

Im deutschsprachigen Gebiet, aber auch weit darüber hinaus, fand *Emil Kraepelin* (1856-1926) epochale Beachtung. Auf vielen Gebieten gab es eine Psychiatrie vor ihm und eine andere nach ihm. Diese paradigmatische Wirkung ging von seinen klaren Zuordnungen aus, seinem Aufbau eines Systems von Krankheitsgruppen, die erstmals nach strukturellen Gesichtspunkten zusammengestellt waren und nicht einseitig nach einem überwiegend inhaltlichen Erscheinungsbild.

Im Rückblick begann mit dem Werk Kraepelins in der Krankheitslehre ein wenig sinnvolles Streben nach klinisch und nomenklatorisch klar begrenzten und definierten Krankheitseinheiten. Dieses Konzept, welches im Bereich der Körpermedizin gute Dienste geleistet hatte, war damals auch ein Ausweis für Wissenschaftlichkeit. Schon von Kraepelin wurde weitgehend ignoriert, daß der Spielraum der Symptomatik und Syndrome im psychischen Bereich um ein Vielfaches größer ist als in der klinischen Körpermedizin. Die Durchschlagskraft seines Werkes beherrschte trotz aller Mängel über viele Anpassungen die im Laufe der weiteren Entwicklung v.a. von *Eugen Bleuler* (1857-1939) und *Kurt Schneider* (1887-1967) geprägte deutsche Psychiatrie bis in die 1. Hälfte des 20. Jahrhunderts.

Die Folge war eine Gliederung der psychiatrischen Erkrankungen in 3 Obergruppen: die Schizophrenen, Zykliker (Manisch-depressiven) und Epileptiker. Hinzu kamen die vom Leitmotiv her qualifizierten sog. Psychopathen, wodurch eine Vierteilung in der Systematik der Psychiatrie zustande kam.

Demgegenüber hielten die Franzosen an der klinisch beobachtbaren Phänomenologie und an ihrer Symptom- und Syndromlehre fest. Dies bewahrte ihnen Beobachtungsoffenheit, jederzeitige Korrekturmöglichkeit und v.a. eine diagnostisch nicht vorgefaßte Verlaufsbeschreibungsfreiheit, der der klinischen Wahrheit in vielen Fällen näherkam, als dies der systematisierten Zuordnung Kraepelins und den zahlreichen Variationen, die seine Nachfolger produzierten, möglich war.

Wenn der Franzose sagt: „psychose aiguë, agitée, dissociative partiellement délirante", „troubles végétatifs" etc., dann kann er das am nächsten Tag ändern, wenn alles anders aussieht, und er hat gleichzeitig festgehalten, wie es gestern aussah. Wenn der Deutsche demgegenüber schreibt: „Schizophrenie; Katatonie?", dann befindet er sich im unkritischen Vorurteil einige Stationen weiter als der Franzose. Vielleicht zucken im nachhinein auch beide resigniert die Achseln und sagen: „Ich hab' gar nicht daran gedacht, daß es ein Fleckfieberkranker sein könnte". Auch wenn beide nicht daran gedacht haben, hat der Franzose wenigstens Richtiges beobachtet, anstatt eine zwar vorläufige, aufgrund voreiliger systematischer Zuordnung aber falsche Diagnose zu geben.

Im deutschsprachigen Raum haben nach dem Krieg v.a. unter amerikanischem Einfluß Versuche stattgefunden, die „Formenkreise" aufzulockern und die durch ihre Bereiche begründete Überschneidungs- und Gleichzeitigkeitsproblematik zu bewältigen. Mit dem Fachausdruck *„borderline psychosis"* wurde versucht, die Eingrenzung der eigentlich und eindeutig psychotischen Erscheinungen gegenüber psychoseartigen, aber noch nicht im klinisch-klassischen Sinne psychotischen Störungen zu erweitern. Weiter tauchte der ebenso unklare Begriff der *Mischpsychose* für gleichzeitig feststellbare schizophrene und manisch-depressive Symptomatik auf.

Insbesondere unter dem früher zwar bekämpften Einfluß der sog. Tiefenpsychologie wurde das Schachtelsystem unhaltbar. Funktionellere Denkmodelle waren nötig. Ein Teil davon kam aus der Psychoanalyse und ihren Nachfolgeschulen bzw. Varianten. Die deutsche Psychiatrie begann sich von den einheitlichen Krankheitsbildern zu lösen und faktoriell zu denken, womit die alte Vorstellung vom „Leitsymptom" innerhalb eines Krankheitsbildes dynamisiert wieder aufgenommen wurde. Gleichzeitig konnte auf diesem Wege das als zu eng erkannte Korsett der alten Terminologien, Krankheitsbilder und Formenkreise sowie das damit verbundene statische Denken im allgemeinen verlassen werden.

Der Weg war offen für eine Psychodynamik, welche von der klinischen Psychiatrie bis zur Tiefenpsychologie und Psychosomatik reichte. Dies war ohne paradigmatischen Systembruch möglich. Statt katatone Schizophrenie hieß es jetzt autistisch-negativistische Psychose, zweifellos eine präzisere Sachbezeichnung.

Die Rückkehr zum Beschreibenden und die Betonung von Faktoren anstelle von falschen Ganzheiten, kam der Sache zwar näher, hatte aber einen Verlust an Trennschärfe zur Folge.

Die in der 1. Hälfte des 20. Jahrhunderts noch übliche Trennung in Somatosen und Psychosen anderer Art hat sich heute im unübersehbaren Gewirr der Neuropsychiatrie und Psychopharmakologie aufgelöst. Ein Heer von Transmittersubstanzen ermöglicht inzwischen eine Verkürzung der Psychiatrie auf den Wahlvorgang im Spektrum zwischen festgestellter Symptomatik und anzuwendendem Medikament. Das komplizierte Eingehen auf die sog. Psyche ist für dieses Konzept klinisch zu aufwendig und wenig wirkungsvoll.

Interessant ist auch das besondere Schicksal der *Epilepsie,* welche durch die modernen neurophysiologischen Techniken zu einem Spezialgebiet der Neurophysiologie geworden ist. Bezeichnend für unsere Gegenwart ist diese Entpsychologisierung eines seit uralten Zeiten immer auch *psycho*pathologisch gesehenen Leidens. Die Tendenz zur Einengung des Epilepsiebegriffs auf den neurophysiologisch faßbaren Bereich schafft schwerwiegende Probleme für die Kriminalpsychopathologie, weil allzuleicht angenommen wird, ein nicht faßbarer Befund sei kein Befund. Blickfeldeinschränkungen im Erkenntnisbereich sollten mit erhöhtem Kritikbewußtsein in jede diesbezügliche Betrachtung einbezogen werden.

Es gibt nach wie vor eine Psychopathologie der epileptiformen Erscheinungen, deren neurophysiologischer, stoffwechselabhängiger oder drogenbezogener Hintergrund nicht erkannt wird, weil neurophysiologische Untersuchungen immer erst im nachhinein angestellt werden, meist außerhalb des zeitlichen Kontextes und der zugehörigen „ambiance" des psychopathologisch beeinflußten Tathergangs.

Nochmals sei darauf hingewiesen, daß es eine weltweit einheitliche Psychiatrie nicht gibt. Großangelegte, von der Weltgesundheitsorganisation (WHO) getragene Bestrebungen, wenigstens die Diagnostik und deren Nomenklatur international vergleichbar zu machen, führten zu den bekannten Diagnoseschlüsseln der WHO, die in verschiedenen Sprachen erschienen und bereits in mehreren Auflagen „verbessert" und „ergänzt" worden sind. Soweit hier überhaupt internationale Vergleichbarkeit erreicht werden könnte, würde sie auf Vereinheitlichungen der

Bezeichnungen beruhen. Es zeigt sich, daß gleiche Wörter nicht das gleiche bedeuten und teilweise ganze Begriffsbündel und Nomenklaturen in verschiedenen Ländern und Sprachgebieten speziell interpretiert werden müssen. Die einflußreiche amerikanische Psychiatrie ist sehr uneinheitlich in diagnostischer und systematischer Hinsicht. Die in den 30er Jahren erfolgte Einwanderung zahlreicher Psychoanalytiker bewirkte eine Auflockerung der Psychiatrie und eine Beeinflussung durch die Tiefenpsychologie, welche v. a. eine klare Systematik innerhalb der klinischen Psychiatrie beinahe unmöglich machten. Der starke Einfluß der Behavioristen förderte eine Physiologisierung des klinischen Denkens, welches später in den Lerntheorien und Konditionierungsvorstellungen weit über eine anthropozentrisch konzipierte Psychiatrie hinausgriff. Unter dem Einfluß der rasch expandierenden Soziologie entwickelten sich Theorien über die Soziogenese von psychischen Erkrankungen. Diese führten nicht nur zu einer Sozialpsychiatrie, sondern auch zu einer eigentlichen Psychiatriesoziologie. Derartige Perspektiven waren mit den systematisierten Ordnungsversuchen europäischer Psychiatrien nicht vereinbar, weil der anthropozentrische Standpunkt der europäischen Tradition zwar ein „Innen und Außen" des Patienten in seiner Welt miteinbezog, aber die Eigenwelt des Patienten deutlich über seine Umwelt setzte.

Der genetische Gesichtspunkt kam aus der Mode zugunsten der Lernprozesse, auf deren Fehlverlauf man sogar das Auftreten von Psychose oder Verbrechen zurückführte. Es entstand also eine umweltgesteuerte Pathogenese und Kriminogenese. Die Fragen, wie man verrückt werde, wer verrückt mache und wer letztlich verrückt sei, verschoben sich vom „Verrückten" auf die Gesellschaft. Aus der Sicht einer umweltgesteuerten Konzeption vom Menschen ist jede anthropozentrisch orientierte Lehre historisches Machwerk. Die Psychiatriesoziologie hätte an dieser Stelle eigentlich die gesamte Psychiatrie und ihre anthropozentrische Entwicklung ablösen müssen. In Wirklichkeit hat sich dieser Vorgang nur vorübergehend als „wissenschaftliche Mode" abgezeichnet, sich aber nicht als „gültige Ordnung" etablieren können.

Die rapiden Entwicklungen in der Genetik haben den Soziologisten und Psychologisten inzwischen viel Wind aus den Segeln genommen. Gleichzeitig hat die Physiologisierung und in deren Folge die Pharmakologisierung der Psychiatrie große, „beweisbare" Fortschritte gemacht, denen psychologistische und soziologisierende Theorien nichts entgegenzuhalten haben. Übrig bleibt somit wiederum „der Mensch" als einzelner, die Gesellschaft als theoretisches, unbrauchbares Abstraktum und damit ein Rückfall auf den Anthropozentrismus als verbleibender Wirklichkeit unter besser relativierten Aspekten.

Den letzten, sehr beachtlichen Versuch, ein integriertes anthropozentrisch aufgebautes trieb-, affekt- und Ich-psychologisches System vorzulegen, hat *Szondi* gegen Ende der 1. Hälfte des 20. Jahrhunderts vorgenommen, als das anthropozentrische Denken noch selbstverständlich war. Er baute seine Vorstellungen nicht wie Freud und Jung auf die Annahme der Libido als grundlegender psychischer Energie im Menschen auf, sondern stellte ein genetisch begründetes Triebsystem an die Basis seines Konzepts. Abartige, Anfallskranke, Ich-Kranke (Psychotiker) und Kontaktgestörte waren demnach Triebgestörte in den entsprechenden Triebbereichen. Durch die Verlagerung der Energiefrage in die Gene entfiel der alte Streit zwischen den Freudianern und Jungianern. Vor allem konnten die Ich-Psychologie und Psychiatrie im engsten Sinne bruchlos in das vorhandene - wenn auch fragmentarisiert verstreute - Gesamtwissen in seiner neuen Ordnung voll integriert werden. Das Triebsystem Szondis stellt zweifellos den bisher letzten großen paradigmatischen Systematisierungsversuch dar, den die Psychologie und Psychiatrie erlebt hat. Erstmals in der Psychiatrie konnten mittels der gleichzeitig aufgebauten Triebdiagnostik Krankheit und Abartigkeit in der Latenz sichtbar gemacht werden, und zwar voraussehend wie rückblickend. Die daran anknüpfende *Existenzformanalytik* hat daraus eine diagnostische Methode gemacht. Für die Einschätzung der Gefährlichkeit ist sie wohl einzigartig im Bereich der Psychodiagnostik. Bezeichnenderweise wird sie, wie die übrigen Methoden Szondis, wenig, falsch oder gar nicht angewendet, weil man dafür ja ein paar Jahre lernen und üben müßte, statt nur Sekundärliteratur kurz zu überfliegen.

Szondis Lehre ist die bisher letzte innerhalb der Psychiatrie, welche aufgrund des individualisierten Konzepts noch auf das geltende Strafrecht ausrichtbar ist, dem ein auf den einzelnen und überschaubare Gruppen ausgerichtetes System zugrunde liegt. Freiheit und Verantwortung, Gut und Böse existieren da noch innerhalb eines energetisch-dynamischen Zusammenhangs, der, ichbezogen stellungnehmend, gegen außen und sich selbst funktioniert. Persönliche Verantwortung ist nur auf dieser Ebene möglich.

Für unsere Kriminalpsychopathologie bedeutet dies: Weil unser Strafrecht individualisierend aufgebaut ist, muß eine zweckdienliche Kriminalpsychopathologie dies ganz bewußt auch sein.

Es ist notwendig, Szondis System in knapper Form darzustellen, um den oben skizzierten Stellenwert zu verdeutlichen.

Die Triebsystematik Szondis

In Szondis Schema vom *Triebsystem der Schicksalsanalyse* (Abb. 3) springt die Vierteilung ins Auge. Die Einteilung in 4 „Haupttriebe" (Vektoren) bringt es mit sich, daß im Schema 4 Haupttriebe, 8 Triebfaktoren (Bedürfnisse) und 16 Triebtendenzen zur Darstellung kommen.

Diese 16 Triebtendenzen werden durch Szondis Wahltest (Szondi-Test) „sichtbar" gemacht und in ihren Relationen zueinander interpretiert. Dieses System ist in sehr beschränktem Rahmen mathematisierbar, bedarf aber in jedem Fall der Auslegung durch einen qualifizierten Experten. Dies ergibt sich aus der enormen Subjektivität der Wahlvorgänge, die alle mindestens 8mal, besser 10mal wiederholt werden sollen, und zwar in Abständen von Tagen, da der Explorand - und dies ist wesentlich - sich nicht mehr erinnern soll, wie er vorher gewählt hat. Absichtliche Täuschung scheint einfach, ist aber gegenüber einem erfahrenen Experten kaum möglich, weil die Erfahrung dessen, was zusammenpaßt, dem Exploranden fehlt und daher echt Widersprüchliches von absichtlich Danebengewähltem leicht unterscheidbar ist.

Im *1. Triebbereich* unter der Signatur *S (Sexualtrieb)* unterscheidet Szondi die Faktoren *h* und *s*, vermutlich abgeleitet von den traditionellen Begriffen Homosexualität und Sadomasochismus. Beide Faktoren zusammen bilden in entsprechender Legierung die sog. normale Sexualität. Besteht diese nicht oder treten abnorme

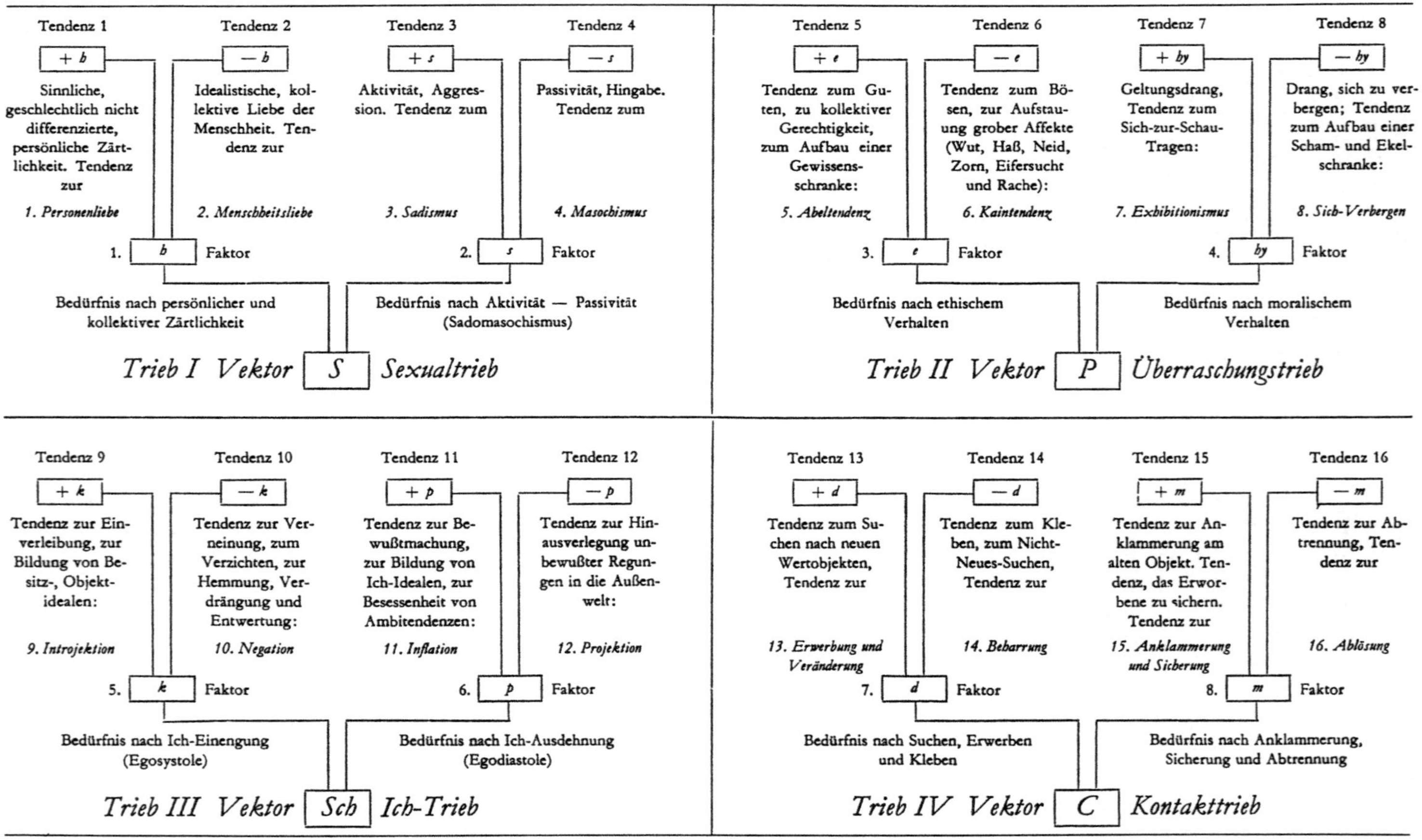

Abb. 3. Das Triebsystem der Schicksalsanalyse. (Nach Szondi 1952, S. 83)

Isolationen der einzelnen Faktoren oder abnorme Quantumsspannungen auf, so ist mit Symptombildung zu rechnen bzw. abartiger Disposition, je nach gleichzeitig vorhandener Ich-Struktur und deren funktioneller Stellungnahme.

Von besonderem Interesse in Szondis System ist die sog. *Humanisation,* die unter der Formel *h-/s-* in Legierung dargestellt bzw. gewählt ist (auch dies unter der Voraussetzung entsprechender Ich-psychologischer Stellungnahme).

Diese Formel zeigt, einmalig im gesamten tiefenpsychologischen Gedanken- und Phantasiegewirr, eine spezifische *Formel des genetisch triebhaften Untergrunds der spezifisch humanen Strukturen.* Auf dieser primitiven Ebene geschieht dies vorerst als Legierung der allgemeinen Menschenliebe als polarem Gegensatz zur narzistisch-infantilen Eigenliebe und der gleichzeitigen Primitivbewältigung der Aggression durch Wendung gegen die eigene Person, einer im Prinzip masochistischen Einstellung.

Es bleibt offen, inwiefern diese Formel der Humanisation gleichzeitig Sozialisation bedeutet, weil das anthropozentrische System Szondis die ungeheure Macht der Umweltsteuerung nicht im Konzept hat. Die Vorstellungen von Innen und Außen als selbständigen Erkenntnis-, Steuerungs- und Funktionsprinzipien lassen an dieser Stelle keine grundsätzliche Auseinandersetzung zu.

Im *2. Triebbereich P,* gemeint ist der *Paroxysmaltrieb,* faßt Szondi einen Faktor *e* und *hy* funktionell zusammen und integriert damit zugleich die 2 wichtigsten Affektgruppen nicht nur der Psychiatrie, sondern auch der Psychologie und des Alltagslebens: die epileptiformen *(e-)* und die hysteriformen *(hy-)* Affekte („Kain und Abel"). Die Aufstauung grober und feiner, d.h. epileptiformer und hysteriformer Affekte wird nach Aufbau von Potentialen anfallsförmig entladen. Dies geschieht unter bestimmten Konstellationen der Trieb-, Affekt- und Ich-Struktur. Schon lange war bekannt, daß es die hypersozialen und die asozialen/antisozialen Epileptiker gibt bzw. oft sog. Mischformen, aber ihre systematische Einordnung hat gefehlt. Bei Szondi finden wir die *Prediger des Guten,* die bekanntlich meist nicht die Guten selbst sind. Andererseits stellt er uns die Kainiten vor, die, von tötender Gesinnung besessen, unsere gefährlichen Mitbrüder darstellen (nach dem Motto: „Willst du nicht mein Bruder sein, schlag ich dir den Schädel ein" oder „Wer nicht mit uns ist, ist gegen uns!").

Problematisch und gleichzeitig hochinteressant wird diese Position Szondis im Bereich der Verbindungserscheinungen der in der „klassischen" Psychiatrie völlig getrennt gedachten Krankheitsformen Epilepsie und Hysterie. Durch die Reduktion der beiden Krankheitsbilder auf die jeweiligen Faktoren *e* und *hy* sowie ihre theoretische Verbindung zu einem paroxysmalen Ganztrieb erreicht er systemgebundene Erklärungsmöglichkeiten. Bestimmte Formen der Angst, Aggression und Somatisierung finden hier einen systematischen Platz im Affektbereich, der qualifizierende Trennungen schafft für Phänomene, die ohne Szondis System zusammenhanglos im psychiatrischen Raum stehengeblieben wären.

Für die *Prognostik affektgebundener Gefährlichkeit* leistet diese systematische Verbindung große Dienste, weil Affektpotentiale sichtbar gemacht werden können. Sogenannte Besserungen und Verschlechterungen, d.h. Veränderungen im Aufbau und in der Entladungsform, werden faßbar und damit prognostisch verwertbar. Dies ist keine allein gültige Diagnostik, aber ein sehr brauchbares zusätzliches Hilfsmittel.

Im *3. Haupttrieb,* in Anlehnung an das Wort Schizophrenie mit *Sch* bezeichnet, wird versucht, die Ich-Psychologie in das System einzubauen. Vier elementare Ich-Funktionen (s. S. 37, 40ff.) ergeben allein oder in bestimmten Kombinationen wichtigste Ich-Strukturen, wie z. B. das stellungnehmende Ich, die schizoforme Spaltung, die Entfremdung, die Negation, aber auch die Grundstruktur der Verdoppelung, die die Basis der projektiven Psychosen und entsprechenden Symptomatik bildet, von der einfachen Reaktion über die entsprechenden Entwicklungen bis hin zu Wahnideen, Wahnsystemen und irrealen Glaubensbildungen.

Szondi versucht hier, die Integration als gleichzeitiges Wirken dieser 4 elementaren Ich-Funktionen darzustellen, was zwar möglich ist, aber sehr fragwürdig. Viele Gründe sprechen für die Annahme eines selbständigen Faktors „Integration" (s. S. 37, 43f.).

Auch wenn man von verschiedenen Möglichkeiten der Psychosenentstehung und -entwicklung ausgeht, z. B. der hirnorganischen, toxischen oder infektiösen auf der einen Seite und der affektiv-emotionalen auf der anderen mit den Formen der zyklischen und schizophrenen Psychosen als „traditionellen Hauptgruppen" innerhalb der psychotischen Zustände und Abläufe, so bleibt doch durchgehend die mangelnde Trennungsmöglichkeit.

Monosymptomatische, monokausal bedingte und stereotyp ablaufende, d. h. klassische Lehrbuchformen, sind selten. Das gleiche gilt von systematischen Gesichtspunkten wie endogen oder exogen, die bei genauerem Hinsehen regelmäßig in der Psychodynamik der Wechselwirkungen zwischen Innen und Außen untergehen.

Soweit die 4 Triebbereiche Szondis tatsächlich genetisch begründet sind, was sich in den nächsten 10 Jahren innerhalb der Molekular- und Mikrobiologie und nicht der Psychiatrie entscheiden dürfte, werden wohl kaum genetisch völlig einheitliche Grundlagen der Psychosen und psychischen Störungen im weiteren Sinne festgestellt werden. Bereits chromosomal gestörte Individuen zeigen zwar typische Symptome, aber keineswegs gleichmäßig ausgeprägte. Das alltäglichste Beispiel dafür findet sich im Falle des Mongolismus. Die Spielräume zwischen Anlage und Erscheinung, sei es nun Zustand oder Funktion, Schub oder Phase, Psychosyndrom als psychotraumatisches Ergebnis oder „Störwissen" als Resultat eines fehlgelaufenen Lernprozesses usw., lassen sich nicht gültig skalieren. Je gröber daher die Einteilung, desto besser.

Für die Kriminalpsychopathologie wirklich wichtig ist nur die Unterscheidung *Psychose oder nicht.* Bereits zweitrangig erscheinen Reaktionen, Entwicklungen und Zustände außerhalb des psychotischen Bereichs, unabhängig ob sie hohen oder niedrigen Krankheitswert haben, weil diese normative „Schwereeinteilung" bestenfalls teilweise auf psychobiologischen Grundlagen beruht, im Prinzip aber „willkürlich" beschlossen als Teil des Zeitgeistes im Raume steht.

In der Psychoseproblematik hat Szondis System mehr Klarheit gebracht als alles Bisherige, obwohl die Notwendigkeit des erfahrenen klinischen Betrachters für die Diagnose bestehen bleibt.

Im *4. Haupttrieb* unter der Signatur *C,* in Anlehnung an Kontakt bzw. Zyklothymie, vereinigt das System den Faktor „Suchen/Kleben" *(d)* als polare Triebbedürfnisse mit dem Faktor „Binden/Ablösen" *(c),* ebenfalls als polare Triebbedürfnisse gedacht. Damit gelingt es tatsächlich, die wichtigste Psychodynamik der Manie,

Depression und den zugehörigen Mischformen sowie ihre entsprechenden Zuständlichkeiten einzugliedern.

Tiefenpsychologisches Triebentwicklungsschema

Das tiefenpsychologische Triebentwicklungsschema soll anhand der in Abb. 4 gezeichneten Figur verdeutlicht werden.

Dieses Männchen/Weibchen soll schematisiert sichtbar machen, wie vitale Energien als Triebbedürfnisse über den Körper bestimmte Leistungen erbringen, die Befriedigung innerhalb des hier vorgegebenen elementaren und anthropozentrisch gesehenen Menschenschemas ermöglichen. Gleichzeitig soll damit eine visualisierte Zusammenfassung des bisher Gesagten erfolgen.

Die Figur zeigt Kopf, Hals, Rumpf, Arme und Beine sowie Hände und Füße. Am Rumpfende befindet sich eine Anal- und eine Genitalzone.
Dem Wirbeltierschema entsprechend müßte der Kopf vorne und der beim Men-

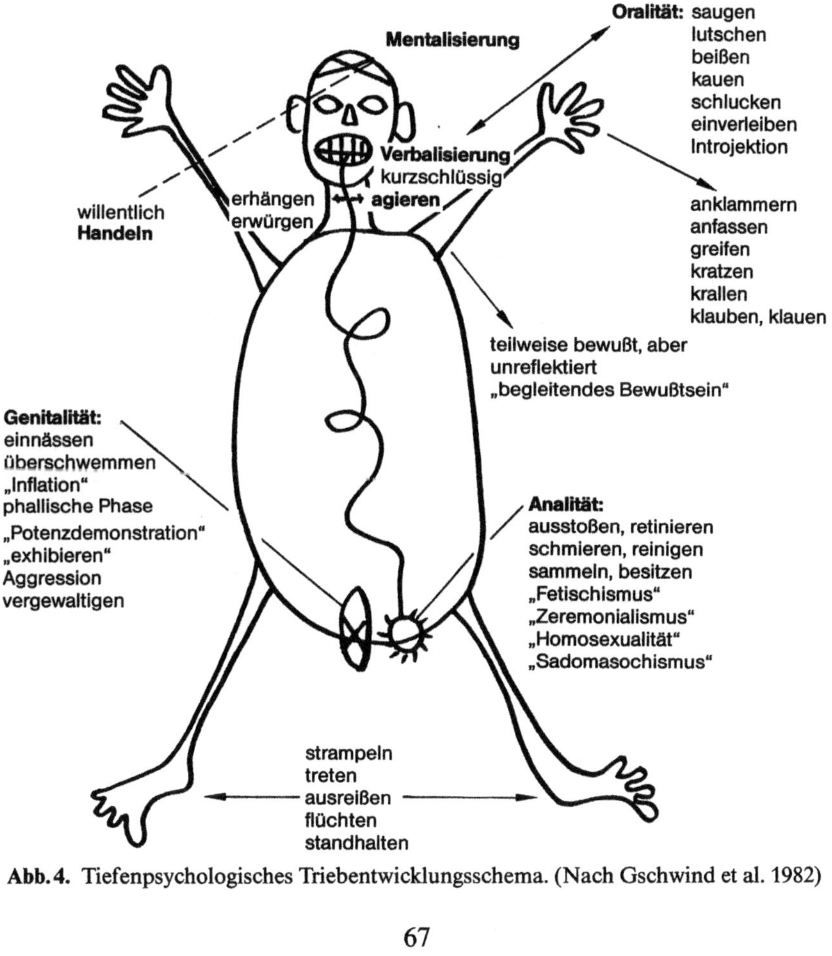

Abb. 4. Tiefenpsychologisches Triebentwicklungsschema. (Nach Gschwind et al. 1982)

schen rudimentäre Schwanz hinten sein. Seit Erwerb des aufrechten Ganges ist der Kopf *oben* und der Rest weiter unten. Diese scheinbar lächerliche Banalität enthält eine tiefgründige Symbolik, welche weite Dimensionen der spezifisch menschlichen Wertewelt gegenüber der uns biologisch nahestehenden Wirbeltierwelt abgrenzt.

Am Kopf sind die Sinnesorgane für *Sehen, Hören, Riechen und Schmecken* relativ hirnnah konzentriert. Nur der *Tastsinn* ist über den ganzen Körper durch das sensible Nervensystem ausgebreitet. Die sog. Tiefensensibilität, d. h. unser Bewußtsein über Haltung und Funktion unserer Körperlichkeit (wir finden bekanntlich mit geschlossenen Augen mit dem Zeigefinger unsere Nase und jegliche andere vorgegebene Körperstelle), spielt als Sinnesorgan in der Kriminologie keine Rolle.

Der Integrationsapparat aller Sinneseindrücke und ihre Beantwortung ist bekanntlich das *Gehirn*. Es birgt einen schwer bestimmbaren Bestand eines angeborenen „Grundwissens", welches durch die jeweiligen Erfahrungswelten strukturell ausgeformt und inhaltlich konkretisiert wird (sog. archetypische Strukturen und Inhalte des kollektiven Unbewußten). Lernprozesse bedingen die jeweilige Ausformung in den verschiedensten Bereichen der Psyche, des Verhaltens und der sozialen Muster.

Zwischen allgemein menschentypischer Veranlagung und persönlicher Abweichung vom theoretischen sog. Normalzustand „des Menschen" (als Abstraktum gedacht) besteht demnach ein lebenszeitlich wirksamer und individuell variabler Entwicklungs- und Verwicklungsspielraum, in dem wir einige typische Lebensphasen feststellen können sowie deren „gestörte Abläufe". Fehlentwicklung setzt eine gedachte Norm voraus.

Fehlentwicklungen können hirnorganisch bedingt sein oder „gelernt" am normativ gewünschten Ziel vorbei. Diese besondere Entwicklungsoffenheit des Systems „Mensch" grenzt ihn gegenüber allen übrigen Wirbeltieren kategorial ab. Die animalischen Lernfähigkeiten begrenzen sich auf relativ geringfügige Pawlowsche „bedingte Reflexsysteme", d. h. konditionierte, stereotype Lernresultate. Es kann sich dabei um deformierende oder im Sinne der Weiterentwicklung gedachte Verhaltensänderungen handeln. Ihr Entstehen und Bestehen erfolgt bei den Wirbeltieren über das Gehirn, welches „Input" und „Output" steuert und reguliert und die notwendigen Daten dazu speichert.

Unter diesen groben Hinweisen sollte nicht der Eindruck entstehen, im „Falle Mensch" sei ausschließlich das Gehirn maßgebend, geschweige der Fehlschluß, daß da in Folge des Gehirns auch Vernunft, Verstand, Einsicht, Freiheit und Verantwortung sein müsse.

Die Hirnphysiologie ist zwar eine rationale Disziplin mit naturwissenschaftlicher Anerkennung, aber ihre Erkenntnisse begründen keinerlei Rationalität, höchstens die Möglichkeit dazu, sofern sie zum Lernen genützt wird.

Kriminologisch können schwere, v. a. aggressive Delikte einen hirnorganischen Hintergrund haben.

Unfall- und krankheitsbedingte Schädigungen des Gehirns können zu beachtlichen Abweichungen des Verhaltens führen (Knick in der Persönlichkeitsentwicklung bzw. im Lebenslauf, Niveausenkung, anfallförmige Entladungen anti- und asozialer Impulse sowie Verlust der ethisch-moralischen Funktion).

Abweichende Verhaltensmuster sind nicht automatisch an das Gehirn gebunden im Sinne eines organischen Schadens. Der Voyeur hat weder einen Sichtausfall im optischen Sinne noch eine Störung im Bereich der Sehrinde des Gehirns. Seine Schaulust hängt viel mehr mit infantiler Neugier zusammen, sog. Verbotenes zu sehen, als mit einer möglicherweise gleichzeitig vorhandenen Kurzsichtigkeit oder irgendeiner Form des Schielens.

Wesentlich ist hier das Stehenbleiben (auch partiell) auf einer Entwicklungsstufe, die „normalerweise" einem 2-6jährigen Kind entspricht.

Der spätere Voyeur kann geworden sein, wer er wollte, mit allen Erfolgen, aber er behält sein umschriebenes Bedürfnis: Er legt sich in einer Parkanlage wohlverborgen unter eine Sitzbank, um ein Pärchen zu belauschen, versteckt sich im Gebüsch, hinter dem berühmten Schlüsselloch oder, dem Stand unserer Technik entsprechend, hinter der wohlinstallierten Fernsehkamera.

Weshalb das Sinnesorgan Auge in Sexualbeobachtung unter sog. verbotenen Bedingungen über Jahrhunderte die Befriedigung einer Perversion leisten mußte und noch muß, ist aus der Physiologie des Auges schlechthin nicht erklärbar. Auch am Gehirn, d.h. der Sehrinde, kann es nicht liegen. Sie hat rein instrumentellen Charakter in diesem Zusammenhang. Dann wird es wohl „die Psyche" sein müssen, aber wenn schon, warum gerade so, weshalb mit den Augen, statt als „Lauscher" mit den Ohren?

Viele sog. Voyeure sind auch Lauscher, d.h. audiovisuell, und Mithandelnde, sei es durch Onanieren oder durch Stören fremder Liebeslust mittels Klopfen, Husten usw. „im rechten Moment".

Zu den Audiovisuellen gehören auch die Spione, früher mit Auge und Ohr, heute mit entsprechender Technik scheinbar entsensualisiert. Bei näherer Betrachtung der maßgeblich „Tatbeteiligten" sind es noch immer dieselben, weil Motivation prinzipiell unbewußt abläuft und erst sekundär rationalisiert wird.

Die Triebformeln einer Person bleiben, soweit ausgeprägt, über Jahre konstant. Die Befriedigung verarbeitet die Technik spielend: vom Ohr zum Radioteleskop, vom Feldstecher oder Video zum Fernsehsatelliten. Letztere allerdings wechseln nahtlos vom sinnlich erlebbaren Befriedigungsbereich in den nur noch mathematisch-physikalischen, der den Paranoid-Schizophrenen nähersteht als den elementar-sinnlich Perversen.

Wesentlich primitiver, sowohl psychologisch als biologisch, präsentiert sich der *Geruchssinn*.

Der Mensch ist ein schlechter Riecher, auch wenn er oft findet, der andere stinke. Verglichen mit ausgesprochen geruchssinnorientierten Tieren, sind wir Geruchskrüppel. Entsprechend mager fällt die Palette der „Geruchsperversen" aus. Ein paar wenige fixierte Parfumfetischisten liefern willkommene Reklame: „Einmal gerochen und nie mehr vergessen. Es wirkt tatsächlich!". Die fehlende Ausgliederung der Geruchsfetischisten weist auch auf ihre normative Unbeachtlichkeit hin. Kriminologisch sind sie praktisch irrelevant, psychologisch vergessen, oder sie fristen als Geruchsphobiker ein psychopathologisch bescheidenes Dasein.

Im Bereich des *Geschmacks* (wobei hier nur der physiologische Teil des Begriffs interessiert und nicht etwa der ästhetisch-kulturelle) gibt es bekanntlich die „Feinschmecker", sozusagen die Künstler unter den Schmeckern, dann die „Abschmekker", d.h. Leute, die einen bestimmten Geschmack überprüfen und im Extremfall (z.B. bei Tee) einen Welthandelspreis festlegen müssen, und schließlich gibt es zahlreiche unbeachtete „Geschmacksfixierte", die wollen *es* gesalzen, sauer, süß oder bitter, seltener kombiniert. Aber leider bleiben auch diese ohne auffällige Perversionen beim „mehr oder weniger".

Das sinnesphysiologische Zentrum „Kopf" birgt auf einer elementaren Wirbeltier-, speziell Säugetierstufe, den sog. Nährpol, im Gegensatz zum Defäkationspol. Der *Nährpol* ist von Geburt an wichtigstes Zentrum des Säuglings. Mit dem Mund schreit er seinen für den Geburtshelfer und die Mutter so wichtigen Schrei in Wiederholung: „Ich bin da". Bereits auf dieser allerersten Stufe des außermütterlichen Daseins treten Störungen auf von verschiedenster Bedeutung und Gewichtigkeit, aber der Normalfall schreit je lauter desto besser. Der Lärm um diesen Urschrei ist inzwischen in Praxis und Theorie verhallt, ohne Nachklänge zu hinterlassen.

Der Geburtshelfer prüft den Greifreflex des Neugeborenen, weil er ein Zeichen der Geburtsreife und der neurologischen Grobgesundheit ist. Der positive Greifreflex ist demnach das allererste „Handeln", welches das Kind mit auf die Welt bringt. Innerhalb 24 Stunden soll es saugen, d. h. den Saugreflex in Funktion setzen, und mit Spielraum von Tagen das elementarste Anklammern und Greifen. Eine erste Integration, nämlich das Anklammern, Greifen und Saugen, übt sich verblüffend früh unter entsprechender Nachhilfe der Mutter.

Der Säugling heißt Säugling, weil seine für ihn wichtigste Tätigkeit im Saugen besteht. Ob Milch aus der Mutterbrust oder der Plastikflasche, ob ohne Milch am Schnuller, am Daumen oder einem sonst geeigneten Gegenstand: Der Säugling saugt. Sein physiologisches Dasein gruppiert sich um diesen Vorgang, welcher überschießend diese 1. Lebensphase beherrscht. Er dient zweifellos der Sicherung der Nahrungsaufnahme, aber unsere rationalisierende Denkweise übersieht dabei gerne, daß das System „Saugen" weit über die bloße „Ernährung" hinausgeht. Auch Hungernde saugen, ebenso wie Satte und Übersättigte. Die Lustform des Saugens besteht im Rahmen der sog. oralen Fixierung u. U. lebenslänglich.

Frühkindlich zeigt sich eine auffällige Gleichwertigkeit der Erfahrungs- und Wahrnehmungssysteme. Sehen, Anfassen, In-den-Mund-Nehmen, Ausspucken, Schreien und alles immer wieder, spielt Zusammenhänge ein, die logischerweise nicht zusammengehörig sind und deshalb im Falle der Verselbständigung lebenslänglich auffällig verknüpft bleiben.

Volle Bewußtwerdung in späteren Lebensphasen bringt zwar Erkenntnis, aber keine Korrektur. Die überaus schwierige Therapie „oraler Suchtkrankheiten" schildert in vielfacher Variation diese Sachlage.

Jeder Mensch wird als Säugling geboren. Von wann an soll ihm das Saugen verboten werden und wie? Was macht der Säugling, dem man das Saugen verboten hat? Er lutscht, z. B. am Schnuller. Darüber verpaßt er die physiologische Abstillphase, weil nicht mehr der Rückgang der Muttermilch, sondern der jederzeit ersetzbare und ohnehin lange haltbare Gummischnuller über das „Säuglingszeitalter" hinweghilft. Der Schnuller ist zwar eine Erleichterung für die Eltern, kann aber eine (nicht beachtete) Fixierung des ehemaligen Säuglings zur Folge haben.

Die wenig beachteten oralen Fixierungen beruhen z. T. auf ihrer relativ einfachen Möglichkeit der Befriedigung. Dabei wird die Abweichung des Triebbedürfnisses von der vorausgesetzten Norm normalerweise nicht erkannt. Die Trinker und die Fresser, die Kauer und Lutscher, Beißer und Nager, aber auch die Lecker usw. finden alle „sublimatorische" Erklärungen außerhalb der Psychopathologie für ihr abweichendes Verhalten, das als solches nicht erkannt wird. Soweit es sich um unleugbare Verfallsformen handelt, wird die Sucht zwar zugegeben, aber deshalb in ihrer Genese meist nicht besser erkannt.

Grob vernachlässigt wird in der Psychologie der Oralität das *Beißen,* obwohl sich die Zahnmedizin seit eh und je mit dem sog. Biß befaßt und zu diesem Thema auch ein paar Minitheorien entwickelt hat, die bis in die Psychopathologie hineinreichen. So ist z. B. der Zahnverlustschock nach Unfall oder Extraktion aller Zähne zwecks Einsatzes einer Totalprothese ein Effekt, der von der Körpersensibilität und Beißmotorik sehr schwer überwunden wird im Sinne einer sehr weit hergeholten Analogie zur Kastration bzw. Penisamputation. Der Organverlustschock nach Totalausräumung des Gebisses verweist intensiver auf die Bedeutung des Beißapparates für den Gebißträger als die scheinbar selbstverständliche, weil integrierte, natürliche Gebißbetätigung.

Beißer werden selten straffällig, weil sie entweder noch im strafunmündigen Alter beißen oder als Erwachsene im Rahmen der sog. Intimsphäre. Da wird gelegentlich ein Ohrläppchen angebissen, eine Zunge angesaugt und eingebissen, in „schweren" Fällen ein Penis, eine Brust, ein Nacken oder weniger übliche Prädilektionsstellen verletzt. Diese Vorkommnisse werden im Rahmen leichter Körperverletzung abgehandelt.

Das Beißen als direkte Aggressionshandlung, sei es im Angriff oder in der Verteidigung, ist selten isoliert, sondern mit Handgreiflichkeiten, Treten, Strampeln, Schlagen usw. verbunden.

Mit diesen Hinweisen ist der orale Bereich noch lange nicht erschöpfend illustriert. Nach dem Beißen kommt das *Kauen,* eine normalphysiologisch sehr wichtige Funktion. Kauunfähige sind in gewissen Ländern militärdienstunfähig, offenbar eine Reminiszenz aus Zeiten, in denen den Unberittenen die rohen Kartoffeln übriggelassen wurden.

Vom Tabak bis zum Kaugummi wird analog zum Daumenlutschen und Nägelbeißen zu Millionen gekaut im Sinne der Verselbständigung eines ursprünglich lebensnotwendigen Teilvorgangs der Nahrungsaufnahme, ohne daß „abgebissen, durchgekaut und geschluckt" wird.

Ein klassisch neurotischer Verselbständigungsvorgang isoliert und „verabsolutiert" eine Phase im Triebablauf der Nahrungsaufnahme. Das physiologische Gegenstück dazu wäre das Zähneknirschen, eine besondere Form der Aggressionsverarbeitung. Es gibt massenhaft Zähneknirscher im Schlaf, die zur Freude der Zahnärzte ihren Zahnersatz ruinieren. An welcher Stelle derartiger Zusammenhänge soll da eine Therapie einsetzen? Soll man Saugen und Lutschen erlauben, Beißen und Kauen indes nur zu Eßzwecken, aber nicht als „Laster" - und was sonst noch alles?

Bleibt das *Schlucken.* Die Schüler des berühmten Lukullus schluckten zwar noch ihre leckeren Speisen, aber sie erbrachen sie wieder mittels einer Pfauenfeder zum Kitzeln im Rachen, damit sie weiter schlemmen konnten. Wir wissen nicht, wieweit diese Geschichte tatsächlich zur Oralgeschichte der Menschheit gehört, aber „Symbolgeschichte" ist in der Psychopathologie einer der wichtigsten Teile der Geschichte (nach dem Motto „Se non è vero, è ben trovato").

„Das schluck ich nicht", „Das habe ich eben schlucken müssen" und „Endlich hat er das geschluckt" sind Redensarten, die, wie so oft in der Sprache, viel Psychologie enthalten und treffender sind als wir alltäglich denken.

Das Schlucken ist die Endphase eines *Introjektionsvorganges,* den man verdeutscht als „Einverleibung" bezeichnen könnte. Der Begriff soll zum Ausdruck bringen, daß etwas (auch etwas Geistiges) aufgenommen wurde, daß es „drin" ist, also im Haben, je nach Verarbeitungsweise und Integrationsfähigkeit am richtigen Ort, im sinngerechten Zusammenhang und notfalls abrufbar als Information gespeichert.

Das erste *Nichtschlucken* tritt im Nachsäuglingsalter als Trotzreaktion auf. Überprotektive Mütter neigen manchmal zu unbewußten Konditionierungen. Es ist das Bild einer überdurchschnittlich tüchtigen Frau mit einem Löffel in der Hand, das Kleinkind im Arm im Zustand eines Patts zwischen zugebissenen Zähnen und angetragenem vollem Löffel. Es herrscht hier der Grundsatz: „Gegessen wird, weil es 12 Uhr ist". Der Grundstein zur sog. Anorexia nervosa (psychogene Nahrungsverweigerung mit Magersucht) wird in diesem Zusammenhang gelegt, ein gutes Dutzend Jahre vor dem sog. Ausbruch der Krankheit. Eine tüchtige Mutter ist noch keine gute Mutter, und ein schwacher Vater ist kein identifikatorisch brauchbares Gegengewicht. Die auffälligste Neurose der introjektiven Vorgänge ist daher die Anorexia nervosa, die überwiegend junge Mädchen in der Pubertät produzieren.

Im weiten Rahmen gesamtanthropologischer Betrachtungen verlangt eine flüchtige Skizze der Oralität auch eine Darstellung der sublimatorischen Formen. Sie reichen vom Teeschmecker an der Londoner Börse bis zum Weinkenner einer internationalen Weinhandlung. In diesem Fall sind sie Diagnostiker. Sie qualifizieren das Vorliegende aufgrund des introjizierten Gehabten (gleiches Prinzip beim Rauschgifthund).

Die oral Produktiven sind wohl die bekanntesten Repräsentanten des Alltags. Es sind die Redner sowie die Sänger und Bläser im Konzert; man könnte glauben, das einzige, was fehle, seien die „Schnaufer" und Inhalatoren. Sie bleiben unbeachtet, weil sie vom System her überwiegend zu den Atmern, Riechern usw. gehören.

Bleiben wir beim Schema von oben nach unten, so folgt rein morphologisch der Hals.

Da gibt es die Halsabschneider im symbolischen Sinn und die etwas konkreteren Scharfrichter, die Guillotinisten („Köpfe müssen rollen"). Beim Hängen ist es etwas anders. Man kann sich selbst erhängen oder man wird erhängt. Dabei gibt es 2 Varianten: das Erhängen im freien Fall, möglichst im Zug von den Beinen her als ideales Tötungsmittel, oder Erdrosseln durch Zudrehen der Atemwege mit verzögerter Todesfolge. Letzteres für Leute, die ihren Tod erleben wollen oder ihn anderen in sadistischer Weise als letztes Selbsterlebnis mitgeben wollen. Der Hals hat demnach wenig positive Aussagesymbolik, es sei denn das „Kragenöffnen bzw. -platzen" als Befreiung von innerer Hochspannung.

Eine weitere Dimension im vorwiegend motorischen Bereich bilden *Arme* und *Hände.*

Sie sind vorwiegend Instrumente für allgemeine bis hin zu hochspezialisierten Tätigkeiten. Die Möglichkeiten reichen vom primitiven Würgegriff bis zum Faustschlag; aber auch frühinfantiles Festhalten und Anklammern, Betasten, Anfassen, Begreifen im wörtlichen Sinn, Ansichnehmen und Wegwerfen bzw. Fallenlassen sind nur einige der zahlreichen, z. T. kombinierten Formen des elementaren *Handelns,* das, wie das Wort sagt, durch die Hand vollzogen wird.

Wesentliche Funktionen liegen ferner im Bereich der *Gestik,* denn die Hände

„sprechen mit“ (z. B. durch Klatschen, Drohen, Trommeln mit den Fingern, Schlagen mit der Faust auf den Tisch). Als solche sind sie nicht mehr Greiforgane, sondern bereits Ausdrucksmittel. Durch Instrumente verlängert und verfeinert, werden sie zum Universalproduktionsmittel in Technik, Kunst, Schrift usw. Von der körpereigenen Primitivwaffe des Greifens, Schlagens, Kratzens, Würgens usw. führt der Weg über einfachstes Handgerät, wie z. B. dem Faustkeil, über Messer und Schlaggerät zu technisch mit Eigenenergie ausgerüsteten Waffen, insbesondere Handfeuerwaffen, die in der gefährlicheren Alltagskriminalität noch immer eine besonders bedeutende Rolle spielen. Nebenbei sei bemerkt, daß dieser Ausbau der „Handlungsfähigkeit über Instrumente“ und diese Entwicklung der Geschicklichkeit und Fingerfertigkeit relativ einseitig auf die oberen Extremitäten beschränkt geblieben sind, obwohl Analoges mit den Beinen und Füßen ebenfalls möglich wäre. Vermutlich hat der aufrechte Gang die Füße derart an den Boden gebunden, daß sie i. allg. nur noch zum Stehen und Gehen gebraucht werden, von gelegentlichen Fußtritten abgesehen.

Die anatomische Umbildung des Greiffußes zum Lauf- und Standfuß zeigt im übrigen, daß es sich nicht bloß um eine Vernachlässigung des Übens mit den Füßen handelt; auch wenn gelegentlich einer mit dem Fuß ein Instrument bedient, so ist es meist ein grobes. Standhalten, Ausreißen, Weglaufen, Sich-Verdrücken usw. haben einen Symbolwert im charakterologischen Repertoire, aber wenig selbständige kriminologische Bedeutung in diesem Zusammenhang.

„Handlung“ spielt demgegenüber bei kriminellen Aktivitäten eine außerordentlich große Rolle als Tatausführungskomponente. Vom primitiven „Grabscher“, der das Brüsteanfassen nicht lassen kann über denjenigen, der andere in den Hintern kneift oder an den Haaren zupft, führt ein vielseitiger Weg instrumentellen Handelns, vom Kleiderschlitzer, Reifenstecher usw. bis hin zum Brandstifter. Das Händezusammenbinden mittels verschiedener Techniken ist von altersher ein Symbol der Gefangenschaft, das Händehochhalten signalisiert die Aufgabe des bewaffneten Widerstandes.

Die größte Rolle spielen die Hände beim Diebstahl. Ausdrücke der Umgangssprache wie „Klauen“, „Langfinger“ oder „Leim an den Pfoten“ deuten in der „Fachsprache“ in die gleiche Richtung. Das frühinfantile Begreifen und spätere Ergreifen und Alles-in-die-Finger-Nehmen zwecks Betrachtung und Betastung erfüllt kindliche Erfassungsbedürfnisse, die beim Erwachsenen erziehungsbedingt auf optische Kenntnisnahme reduziert sind. Das frühkindliche „von der Hand in den Mund“ deutet in Richtung von Einverleibung als elementarster Form der Aneignung. Der sog. Mundraub mag hier eine erste primitivtriebhafte Basis gefunden haben. Das Wegnehmen und Verstecken findet sich auch in Verbindung mit Sammeln und Speichern, d. h. „Besitzbildung“. Deshalb findet sich bei den Dieben nicht bloß die Tendenz zur unmittelbaren Wegnahme und Direktverwertung, sondern oft auch das Verstecken und Ansammeln. Eine Besonderheit bilden dabei die Hehler, denen das Bedürfnis zum Wegnehmen fehlt, aber ein umso stärkeres nach „unrechtmäßigem“ Besitz eigen ist. Die Hehler haben triebpsychologisch mit den Dieben nichts gemeinsam außer dem unbewußten Genuß der rechtswidrigen Aneignung.

Bei den Räubern und Einbrechern spielt das gewaltsame Sichbemächtigen der Beute eine meist unbewußte Rolle innerhalb des Wegnahmevorgangs. Ein Einbrecher (mehrfacher Wiederholungstäter) war in einem Fall durch eine offen vorgefundene Tür derart „verunsichert", daß er es vorzog, spurlos zu verschwinden. Obwohl man von derartigen Vorgängen selten erfährt, z. B. im vertrauten Gespräch mit dem Täter selbst, kommen sie häufiger vor als man glaubt.

Strukturelle Unterschiede, die den Tätern ebenfalls meist nicht bewußt sind, trennen Diebe und Räuber völlig hinsichtlich der Gewalt und groben Bedrohung einerseits und der Feinheit des „Fingerspitzengefühls" andererseits (letzteres besonders beim Taschendieb, der nicht gern gesehen und noch weniger gespürt werden will).

Die hier sichtbar werdenden Typologien sind allerdings nicht gerade Mode und gelten entweder durch lerntheoretische Überlegungen als überholt oder als tiefenpsychologisch zu erklärende frühinfantile Fixationen mit entsprechenden Entwicklungsabweichungen.

Ob einer Holzfäller wird oder Pianist, dürfte aber wohl nicht nur ein kleiner Unterschied im Gehör ausmachen, sondern die Neigung, bezwingende Kraft einzusetzen durch groben Zugriff oder umgekehrt mittels feinster Instrumente mit viel Fingerspitzengefühl Musik erklingen zu lassen. Begabung und Übung machen hier die Meister. Der Lernspielraum baut sich innerhalb der jeweiligen Veranlagungen und der daraus folgenden Bevorzugungen auf (z. B. fein/grob, körpermotorisch tätlich/mental reflektiert).

Bei der Gruppe der Fälscher kombiniert sich manuelle Kunst mit mentalen Fähigkeiten. Bei den Hochstaplern und Betrügern spielt das überzeugende Darstellungsvermögen beim Aufbau von Kredit und Vertrauen eine besondere Rolle, welche die primitiveren Formen der Eigentumsdelinquenten, insbesondere die Handgreiflichen, meist nur zur Tarnung einsetzen.

Während im Grundschema der Wirbeltiere (Amphioxus laceolatus) dem Nährpol (später Kopf) ein Analpol (Hinterende) gegenübersteht, verlagern sich im speziellen Fall des Menschen durch den aufrechten Gang und die Beinentwicklung optisch Anal- und Genitalzone nach unten/hinten und vorne/unten. Sie liegen dadurch im körpereigenen Greifbereich.

Der *Analzone* sind spezifische Triebbereiche zugeordnet, die i. allg. als anale Partialtriebe beschrieben werden.

Es handelt sich in der frühkindlichen Entwicklung zuerst um ein Kotausstoßen, welches meist in den ersten 2 Lebensjahren allmählich zunehmend durch zeitweilige Retention unterbrochen wird. Das Koten wird einem lockeren Zeitplan unterworfen, der durch Gewöhnung geordnet wird. Dieses sog. Sauberwerden hängt stark von den Erziehungspersonen ab und bildet eine sehr wichtige Phase für „psychotraumatisch" begründete analneurotische Störungen bzw. Verhaltensvarianten mit Symptomwert.

Hier entstehen entweder die „Scheißer", „Hosenscheißer" und „Scheißhasen", d. h. Menschen, welche entweder konkret in einer Angstsituation unkontrolliert Kot ablassen, oder aber häufiger jene, die aggressionsgehemmt (retiniert) sich aus Gefahr und Auseinandersetzung heraushalten (sinnbildlich „um das Scheißen zu vermeiden"): ein neurotisch-zwanghaftes Abwehrverhalten.

Lustvolle Kotverarbeiter finden sich unter Kleinkindern bis etwa zum 3. Lebensjahr. Diese schmieren ihren Kot breitflächig auf Betten und Wände mit sichtlicher Freude, sozusagen als Vorläufer einer späteren Begabung und Entfaltung als Flach-

und/oder Kunstmaler. Auch die früheren Bader, Barbiere, Salber usw. sind „höhere“ Entwicklungsformen dieser Triebtendenz.

Primitivgebliebene entwickeln keine symptomträchtigen Reinigungszwänge, „scheißen“ keine Tüpfchen unter Wendung ihrer Aggression gegen die eigene Person, sondern sie „scheißen“ auch als Erwachsene andere an, meist im Rahmen einer entsprechend spezifischen Berufsausübung als „Aufpasser“ aller Schattierungen und Qualitäten.

Triebdynamisch gehören sie meist zu den latenten, teils auch manifesten Analsadisten. Die volkstümliche Sprache lautet etwa: „Der hat mich angeschissen“, „zusammengeschissen“ oder „mich Scheißkerl genannt“ (Projektion). Oder ein Unteroffizier mag drohend zu seinen Rekruten sagen: „Wartet nur, euch vögle ich, verdammt noch mal, bis euch das Wasser im Arsch kocht!“. Die ganz Sauberen (Pingeligen) und die Schmierigen bis hin zu den Schmierern und „Anscheißern“ unterscheiden sich in ihren verschiedenen analen Entwicklungsstufen demnach nur durch die Verteilung der Introversions- bzw. Extraversionskomponente innerhalb der analen Triebstrukturierung. Dabei sind die Extreme der analen Narzisten (meist Homoerotiker, Sadisten und Masochisten in allen Schattierungen) nur eine Teilgruppe der sog. polymorph-perversen Metatropen, d. h. jener Triebentwicklungsgestörten, welche uns noch mehr beschäftigen werden. Sozusagen als Supersymbolhandlung des hier angedeuteten analtriebhaften Hintergrundes auf kriminellem Gebiet sei das „Einkoten der Diebe“ erwähnt. Es gibt Diebe und Einbrecher, die vor dem Weggehen mit der Beute ihr Siegel zurücklassen, mit Vorliebe auf einem teuren Orientteppich, als symbolisches Gegengeschenk. Sie tun das wohl nicht, weil sie eine Vorlesung über Analtriebhaftigkeit gehört haben. Diese „Tradition“ zeigt, wie im Unbewußten die lokalisatorischen (topischen) Zusammenhänge sich über die Symbolsprache in die Wirklichkeit des diebischen Alltags durchsetzen und dort zu Symbolhandlungen führen, die von unserer rationalisierten Welt kaum mehr verstanden werden, sondern als zusätzliche gemeine Übeltat und als für die Durchführung der Straftat völlig überflüssig eingestuft werden.

Das breit gesteuerte, viele Sublimationsstufen umfassende Spektrum der analen Triebbedürfnisse, die bei primitiven Entäußerungs- und Befriedigungsformen noch unmittelbar mit Anus und Kot vollzogen werden, dokumentiert sich über symbolisch noch verstehbare Stufen, wie z. B. „Tüpfchenscheißer“, über Ausdrücke, die den Zusammenhang nicht mehr erkennen lassen, wie z. B. Pedant, Saubermann, weiße Weste, Preziosensammler/Händler, bis hin zu den als Tresaurosen (z. B. Schatzhüter oder banale Bankiers) verstandenen „verhalten leidenschaftlichen“ Tätigkeiten.

Die Manifestationsweisen können, besonders in den sog. höheren Sublimationsstufen, als zwanghafte Abwehrformen, z. B. Reinigungszwänge statt Schmierbedürfnisse, ästhetisch formulierte Skulptur statt amorpher Dreckklumpen usw., in Erscheinung treten.

Aber auch auf kriminellem Gebiet duellieren sich die Analen auf ihre Art. Bankiers, Bijoutiers und Numismatiker aller Richtungen werden mit „Vorliebe“ Opfer von (sadistischen) Aggressivtätern, die ihnen ihre „Schätze“ abnehmen. Die analen Vergewaltiger weisen eben ihrereseits eine eigene Sublimationsskala auf.

„Kaum zu glauben“, sagt der Rationalist, „daß vom sadistischen Vergewaltigungsakt per anum eine triebpsychologische, sublimatorische Linie bis zu Bankraub, Geiselentführung und Gefangenenbefreiung führen soll". Aber unbewußte Vorgänge und Zusammenhänge erkennt man eben daran, daß sie unbewußt sind, d.h. man müßte etwas von ihnen verstehen, jenseits des gesunden Menschenverstandes.

Wesentlich bleibt, daß Analitäten aller Nuancen Machtstrukturen, Besitzstrukturen, Verhaltensmuster und Charaktere in zahlreichen Varianten bestimmen. Der eine sitzt seine Probleme aus, der andere löst sie mit Gewalt, der dritte gibt nichts von sich, während ein paar begabte Schwindler kommentarlos ein paar hundert Millionen verschwinden lassen. Auch in der Rechtsordnung steht der *Be*reicherung die *Ent*reicherung entgegen, sozusagen als Lebensformen des Reichtums.

Wesentlich komplizierter gestalten sich die Verhältnisse im Bereich der *genitalen Triebentwicklung*.

Die analtriebhaften Funktionen laufen zwischen Retinieren und Vonsichlassen ab (Haben und Verlieren, Geizen und Verschwenden). Sie finden im Normalfall ihre geregelten Abläufe, in den abartigen Fällen möglichst brauchbare Sublimationsformen. Diese können auch charakterlich und sozial-institutionell integriert werden.

Die Entwicklung zur genital voll entfalteten Sexualität setzt eine Integration der Partialtriebe voraus, die wesensgemäß störanfälliger verläuft als die wenigen analen Entwicklungsabläufe des Sauberwerdens, des Auspendelns zwischen Zurückhalten und Vonsichgeben.

Die Funktion des Urinierens steht aufgrund der körperlichen Verhältnisse in engem Zusammenhang mit dem Genitalapparat, hat aber mit der Entwicklung des Sexualtriebes zur vollen Genitalität nichts zu tun. Sie zeigt vielmehr Analogien zur analen Entwicklung. Soweit von einer Harntriebhaftigkeit gesprochen werden kann, stellt diese einen Partialtrieb dar, analog der analen Triebhaftigkeit.

Die Symbolik ist entsprechend. Im Norden „scheißt" der Unteroffizier die Soldaten an, im Süden werden sie „angeseicht". Also auch im urinären Bereich gibt es eine aggressiv-sadistische Komponente, dazu wird „Seich abgelassen" statt „Scheiße gebaut". Positiv kann einer ein „spritziger Kerl" sein oder „trockenen Humor" haben. Es kann auch sein, daß man ihn für „nicht dicht" hält. Im Störungsbereich sind Einnässer zu beobachten in zahlreichen Varianten, im Perversionsbereich die Mund-, Genital- und Analpisser sowie die entsprechenden passiven Formen.

In der frühkindlichen Entwicklung spielt das Trockenmachen und Trockensein eine analoge Rolle zur analen Sauberkeit. Die entsprechenden mehr oder weniger traumatisierenden Dressuren durch Pflegepersonen (Mütter) laufen zeitlich meist parallel. Das Ziel ist in beiden Bereichen, das Retinieren und auf Wunsch Vonsichgeben zu lehren.

Die anatomischen Differenzen zwischen weiblichem und männlichem Körper bringen unterschiedliche Urinierzeremonielle zur Ausbildung. Der Knabe kann beim Urinieren z.B. mit dem Penis zielen, gewöhnlicherweise im Stehen, während das Mädchen in Hockstellung vom Zielen absehen muß. Zahlreiche gegenidentifikatorische Versuche beleuchten diese geschlechtsdifferenzierende Entwicklungsstufe. Deutlich scheint zu sein, daß nur die Knaben gezielterweise jemanden anoder irgendwo „hinseichen", z.B. an eine Mauer, auf die Treppe des Rathauses, zur Bewässerung in einen Blumentopf, von einer Brücke hinunter, unfallmäßig auf eine

Eisenbahnstarkstromleitung usw. Nebst unbewußter Potenzdemonstration steckt möglicherweise ein Stück Markierungsbedürfnis darin, welches für uns bei den Hunden am alltäglichsten zu beobachten ist.

Unter Genitalisierung wird die Konzentration der vorerst partialtriebgebundenen oralen, analen, urethralen, haptischen usw. Triebbedürfnisse und ihrer Verknüpfungen im genitalorganischen Bereich zwecks Befriedigung der sexuellen Bedürfnisse verstanden.

Diese sehr generelle Aussage stellt in keiner Weise eine exakte Definition dar, aber einen prinzipiellen Hinweis. Bis zur vollen genitalen Entfaltung der sexuellen Triebentwicklung und ihrer Manifestation auf der sog. genitalen Stufe ist eine Konzentration der partialtriebhaften Erregungen im Genitalapparat notwendig, welche die genitale Erregung und damit genitale Geschlechtsfunktion ermöglicht.

Diese vom ganzen Körper und der Psyche getragenen komplexen Vorgänge sind in der Tiefenpsychologie genügend abgehandelt und auch physiologisch genügend bekannt. Sie brauchen hier nicht dargestellt zu werden.

Die zahlreichen Fehlentwicklungen - von einer gedachten Norm aus gesehen - lassen im Resultat meist Formen des Dominierens oder Persistierens von durch Fixation im Entwicklungsablauf oder durch Fehlkonditionierung entstandenen Abweichungen vom „normalen Funktionsablauf" erkennen. Die Erscheinungsbilder können sich stereotyp als festgelegte, ausschließliche Sexualbefriedigungsabläufe manifestieren und damit echte Sexualperversionen begründen. Sie können sich aber auch gefächert über viele Nuancen bis hin zum polymorph-perversen Verhalten darstellen.

Der Begriff pervers impliziert daher im engeren Sinne nicht nur die Abweichung von der gedachten Norm, sondern auch die Fixation auf ein bestimmtes abweichendes Verhalten, wobei zum Ausbau einer vollen Perversion meist ein Ritual gehört oder ein Zeremoniell.

Formen sog. religiöser Opferung neigen eher zum Zeremoniell, z.B. genaue Schlachtvorschriften, kunstgerechtes Herzherausnehmen, Lesen in den Gedärmen usw. Kleine „Privatperverse" begnügen sich schon mit bescheidenen Ritualen, z.B. kleinen Fetischen, vom Taschentuch zum Büstenhalter oder dem gebrauchten Monatstampon, aber auch einem feinen Parfum ihrer „Kameliendame".

Wesentlich sind hier meist nicht die Inhalte, sondern die möglicherweise kriminalisierten Durchführungsformen, z.B. das Stehlen von Damenwäsche, Silberlöffeln etc. oder destruktive Handlungen wie Kleiderschlitzen, Beklecksen usw., Abläufe, die isoliert betrachtet und ohne tiefenpsychologische Hilfskonstruktion ihren sexuellen Hintergrund kaum noch erkennen lassen.

Unter dem Stichwort *polymorph-perverser Metatropismus* werden jene zahlreichen Formen sexuell abweichenden Verhaltens, neurotischer Symptombildung und symbolischer Ersatzhandlungen zusammengefaßt, an deren Wurzel eine zwischen Männlichkeit und Weiblichkeit unentschiedene, ambivalente und ambitendente Sexualstruktur steht.

Diese Unentschiedenheit ist nicht bewußt und deshalb auch nicht entscheidbar. Sie hemmt aber die Sexualentwicklung zur vollen Genitalität, weil auf der genitalen Funktionsebene das gleichzeitig Mann- und Frausein nicht möglich ist, solange eben im Sinne der Metatropie die jeweils eine der ambitendenten und ambivalenten Strebungen von der jeweils anderen nicht verdrängt werden kann. Durch Annahme der einen und Ablehnung der anderen Seite wird der Weg frei zur eingeschlechtlichen Entwicklung und entsprechenden Genitalisierung. Wird unbewußt das der Körperlichkeit entgegengesetzte Geschlecht „gewählt", so entstehen beim Mann Verweiblichungsformen des Verhaltens, meist in Verbindung mit prägenital-partialtriebhaften Befriedigungsformen, und bei der Frau analoge Vermännlichungsformen und entsprechendes Persistieren von Partialtriebbedürfnissen.

Der polymorph-perverse Metatropismus spielt daher eine Rolle in Genese und Symptomatik der Homosexualität, des Sadomasochismus und der Verdoppelungsproblematik bei der Ich-Entwicklung. Diese weist meist eine erhöhte Bereitschaft zu Regression und damit verbundener Desintegration auf, d.h. die Psychosegefahr ist entsprechend größer. Alles-Sein und Alles-Haben macht größenwahnsinnig, Alles-Verneinen (Negativismus), auch sich selbst, führt in Depression, Depersonalisation, katatone Schizophrenie und Suizid.

Hoch gefährlich in dieser meist latent psychotischen Gruppe sind die projektiven Formen, welche larviert paranoide Reaktionen, Entwicklungen und schleichend psychotische Prozesse durchmachen können, die meist nicht oder nicht rechtzeitig erkannt werden.

Völlig ungefährlich sind hingegen die sog. Transsexuellen, die sich durch bewußten Ausbau ihrer inversen Persönlichkeit vor der Psychose zu retten versuchen und es oft auch erreichen, sich auf ihre Weise zu integrieren.

Auf der *erbbiologischen* Seite dieses Problemkreises wären hier noch die chromosomal weiblichen Männer und die chromosomal männlichen Frauen zu erwähnen.

Diese weisen interessanterweise keine direkte Analogie zum oben Gesagten auf, sondern zeigen selbständige psychische Charakteristika, die keine, logischerweise zu erwartende, sexuelle Inversion sichtbar werden lassen, hingegen relativ häufig persistierende prägenitale, infantile Verhaltensweisen. Auf die körperlichen Abweichungen wird hier nicht eingegangen.

Ähnliches gilt für die mit 3 Geschlechtschromosomen ausgestatteten Individuen. Die unkritische, vorzeitig verallgemeinernde Behauptung, Männer mit XYY im geschlechtschromosomalen Bereich seien besonders gefährlich aggressiv, hat sich nur teilweise bestätigt. Ein derart belasteter Mehrfachmörder hatte ohne äußerlich erkennbare Motive seine Untaten begangen. Sofort tauchte die alte spekulativ begründete These Lombrosos wieder auf, d.h. der „geborene Verbrecher" war wieder da. Sogar die Denkfehler bei der Interpretation des noch immer genialen, inzwischen 100jährigen Geistesblitzes wiederholten sich zum Teil. Der neue, scheinbar besser fundierte kleine Boom eines anthropozentrischen Neobiologismus in der Kriminologie ist nach wenigen Jahren völlig abgeklungen und in einer Routineuntersuchung untergegangen, die zwar noch immer betrieben wird, aber leider ohne große Forschungsimpulse. Die kriminalpsychopathologische Aufarbeitung des inzwischen weltweit breitgestreuten, relativ großen Materials scheint ganz einfach vergessen worden zu sein.

Biovarianten des Menschseins sind offenbar nur erforschenswert, sofern sie stören (z.B. Mongolismus), belasten oder gefährlich sind (z.B. XYY).

Die Molekular- und Mikrobiologie wird zweifellos diese Problematik im Rahmen der Genforschung und Gentechnik völlig neu aufrollen. Der Forschungsfortschritt läuft gegenwärtig in der mikrobiologischen Dimension apersonaler Teilchen und nicht in der anthropologisch-ganzheitlichen eines Menschen in seiner Zeit und seinem Raum mit zahllosen Mitmenschen in ihren Räumen und Zeiten.

Diese Kriminalanthropologie bzw. -psychopathologie ist insofern bereits historisch, als sie die biologische Seite ihrer Problematik nicht selbst betreiben kann. Die Fälle, an welchen wir zu beobachten und zu lernen versuchen, sind daher immer unter vielen Gesichtspunkten untersuchbar und vergleichbar, aber doch nie gleich.

C. Praktische Grundlagen

Allgemeines zur psychopathologischen Betrachtung von Kriminalfällen

Der angewandten Kriminalpsychopathologie als juristischer Hilfswissenschaft sind im wesentlichen 2 Aufgaben gestellt. Zum einen soll sie die Zustandsbeschreibung des Täters zur Tatzeit zwecks Beantwortung der juristisch-normativen Frage nach der Schuldfähigkeit vornehmen. Hierbei wird der Sachverständige zu einer schwankenden Brücke zwischen den kategorial unvereinbaren Systemen Empirie und Normativität. Die Problematik, die sich daraus für den Juristen bei der Beurteilung psychiatrischer Gutachten im Strafprozeß ergibt, haben wir an anderer Stelle behandelt (Gschwind et al. 1982).

Die weitere Aufgabe der Kriminalpsychopathologie besteht in dem Erkennen der Gefährlichkeit eines Straftäters und der Schaffung von Grundlagen ihrer sachgerechten Bekämpfung. Dies haben wir eingangs als den vorrangigen Sinn und Zweck einer Kriminalpsychopathologie in unserer Zeit bezeichnet.

Die Kriminalpsychopathologie verfügt erst über wenige und meist nur fragmentarische Ansätze zur „wissenschaftlich begründeten" Voraussage. Die Stichworte lauten hier *Rückfallprognose und Gefährlichkeitsbestimmung.*

Dabei ist zu beachten, daß Rückfall als erneute Straftat zu verstehen ist und nicht als Krankheitsrückfall. Die Frage nach dem inneren Zusammenhang zwischen Tat und Krankheit bzw. Abartigkeit weist dabei auf ein Grundlagenproblem hin, dessen Erfassung wiederum spezielle Denkmodelle erfordert.

Es wäre falsch, eine einmal festgestellte innere Beziehung zwischen Krankheit/Abartigkeit und Straftat - oft liegt ohnehin eine falsche Kausalisierung zugrunde - als selbstverständlich weiterhin bestehend und für Rückfälle maßgeblich zu betrachten. Es kann sehr wohl sein, daß neue Krankheitsrückfälle ohne Straftaten verlaufen und umgekehrt Straftaten erfolgen, die fürs erste scheinbar oder wahrscheinlich nichts oder nur sehr wenig mit der früher festgestellten Störung zu tun haben. Wesentlich ist also, daß das innere Beziehungsproblem mit größter Sorgfalt beachtet wird.

Die *Gefährlichkeit* erscheint hier als Globalbegriff für eine vom Täter ausgehende Gefahr. Diese kann eine besondere Reaktionsbereitschaft auf bestimmte Umweltsituationen (sog. Stimuli) sein oder sich allein aus seiner (kranken oder abartigen) Persönlichkeit heraus manifestieren. Die Gefährlichkeit kennt daher ein Innen und Außen. Sie hat potentiellen Charakter, kommt aber von verschiedenen Funktionsbereichen her, die es zu erkennen gilt. Sie kann wechseln, in verschiedenen Formen nacheinander oder nebeneinander auftreten, sich als „Rückfall" gleichförmig oder andersartig wiederholen, bedeutsamer oder geringer sein, kurz gesagt, sie ist keine feste Größe und kennt keine gleichförmigen Vorgänge.

Ein besonderes Problem besteht in der sog. *Wiederholungsgefahr.* Speziell im kriminalpsychopathologischen Bereich können Wiederholungen erst nach Jahren, evtl. Jahrzehnten auftreten, weil das innere Zeitgefüge des Kranken der Weltwirklichkeit entrückt sein kann nach dem Modell eines zu Explosion und Unglück führenden Zeitzünders an einer seit Jahren vergessenen und verlorenen Bombe.

Voraussehbarkeit mag daher ein frommer Wunsch sein. Ein großer Teil der konkreten Gefährlichkeit im psychopathologischen Gebiet besteht in der *fehlenden Voraussehbarkeit,* im Gegensatz zur Erfahrung mit sog. gesunden Alltagstätern, deren Verhaltensmuster im Wiederholungs- und Rückfallbereich oft bekannt und kalkulierbar ist.

Konkretisierende Fallskizzen

Anhand konkretisierender Fallskizzen soll nun der Versuch unternommen werden, den Blick des Juristen und Kriminalisten für psychopathologische Problematik und die Gefährlichkeit eines Straftäters zu schärfen, wobei die juristisch-normative Frage nach der Schuldfähigkeit ausgeklammert bleibt.

Bei der Falldarstellung soll in logischer Konsequenz zum bisher Gesagten nicht eine Systematik „eigener Psychopathologie" zum Zuge kommen, sondern außerhalb verbindender Ordnungen auch straftatbestandlicher Art ein lockeres „Arrangement" von verhältnismäßig klaren bis hin zu weitgehend undurchsichtigen Erscheinungen erfolgen. Der geringe Aussagewert einer psychiatrischen Diagnose kann nur erweitert werden durch direkt verständliche Darstellung von Kriminogenese, Kriminodynamik und unmittelbarem Tatablauf.

Die schwierigen Probleme sind i. allg. nicht in den Extremfällen enthalten, sondern im subtilen Überschneidungsbereich von Krankheit Abartigkeit und Gesundheit.

Die über einen Zeitraum von etwa 40 Jahren verstreuten Fälle sind, soweit möglich, vom psychopathologischen Gehalt her unter didaktischen Gesichtspunkten dargestellt. Daher ist auf das Längs- bzw. Querschnittprinzip bei dem anamnestischen Teil der Falldarstellung weitgehend verzichtet worden.

Verkürzungen sowie Abänderungen zur Herstellung von Unidentifizierbarkeit sind selbstverständlich und notwendig. Sinnverzerrende Veränderungen durch diese Darstellungstechnik sollten nach Möglichkeit vermieden worden sein.

Das vorgelegte Fallbündel ist demnach bewußt unvollständig und für die besprochene Materie nicht voll repräsentativ, da es sich bei dieser Arbeit nicht um ein empirisches Werk handelt, sondern um ein möglichst leicht brauchbares Informationsmittel im Bereich der kriminalpsychopathologischen Grundsatzproblematik. Das vorgelegte Fallmaterial wird daher genügen, um manchem Praktiker eigene Fälle unter den gegebenen Perspektiven in neuem Licht bzw. in zusätzlicher Beleuchtung erscheinen zu lassen.

Fallskizze 1

Der Sohn einer paranoid-schizophrenen Mutter, die 2mal klinisch interniert und behandelt werden mußte, und eines Vaters, der chronischer Alkoholiker war, zeigt früh Verhaltensstörungen. Erste Diebstähle mit 8 Jahren bringen ihn in Fürsorgeerziehung. Hauptschulabschluß und Antritt einer Lehrstelle scheinen vorerst erfolgversprechend, bis erneute Diebstähle den Verlust der Lehrstelle nach sich ziehen. Mit 17 Jahren entwickelt der Patient kurzfristig Verfolgungsideen („Der Papst will mich quälen!“) und die sensitiv-wahnhafte Problematik geht in der Folge über in zerfahrene, läppische Symptomatik. Es zeigen sich Defektsymptome mit Abfall der ursprünglich durchschnittlichen intellektuellen Leistungsfähigkeit, der ethisch-moralischen Hemmungen und realitätsgerechten Steuerungsfähigkeit, teilweise auch Apathie (Gleichgültigkeit mit totalem Verlust der Initiative). Selbst seiner Mutter stiehlt er mehrfach Geld und gebärdet sich insgesamt zunehmend beziehungsarm. Anläßlich eines Kontakts mit einer Prostituierten versucht der inzwischen 18jährige seinen „Liebeslohn“ gewaltsam zurückzunehmen, wobei er die Dame von hinten in lebensgefährdender Weise würgt. Das Opfer kann flüchten, die Tat führt zur psychiatrischen Aufklärung des Falles.

Strukturell zeichnet sich hier ein „klassisches Krankheitsbild“ ab, das teilweise noch heute als „Hebephrenie“ bezeichnet wird. Es handelt sich um eine chronisch fortschreitende, in den sog. schizophrenen Formenkreis gehörende Psychose, die im Sinne Kraepelins als „Dementia praecox“ (vorzeitige Verblödung bzw. Jugendirresein) den Kern der schizoformen Psychosen bildet. Bei häufig vorhandener hereditärer Belastung zeigen sich oft bereits im Kindesalter gestörte Entwicklungsabläufe. Die Anpassung an die Alltagswirklichkeit und die formale Disziplin gelingt nicht. Es zeigen sich Lernstörungen, die nicht auf Intelligenzmangel, sondern Konzentrationsmängeln im Sinne von Zerfahrenheit, fehlender Zuwendung zum Lernstoff, gesteigerter Impulsivität usw. beruhen. Trotz häufig wahnhaftem Beginn geht diese Psychose im Laufe von Tagen in ihre typische Erscheinungsform über, die durch läppisch-zerfahrenes, meist ziellos betriebsames und völlig distanzloses, schamloses, oft auch tätliches Gebaren charakterisiert ist. Es besteht Ansprechbarkeit und teilweise Kontaktmöglichkeit, obwohl die räumlich-zeitliche und situative Kontinuität gestört ist. Die psychische Belastbarkeit ist minimal. Die Dissoziation der Ich-Funktionen nimmt im prozeßhaften Verlauf zu bis zum Verlust jeglicher Stellungnahme und Selbstkontrolle. Geordnetes Denken wird unmöglich, Affekte werden nicht wirklichkeitsgerecht umgesetzt und Triebansprüche, soweit durch äußere Umstände möglich, direkt befriedigt. Insgesamt erfolgt ein Abbau der ichgesteuerten Persönlichkeit durch einen desintegrativ verlaufenden Prozeß im Ich-Bereich.

Inhaltlich zeigt die vorausgehende Wahnphase wenig System, weil die beginnende Zerfahrenheit auch kein in sich selbst geschlossenes und zielgerichtetes Wahngebäude entstehen läßt. Die groben Kategorien des sensitiven Betroffenheits- oder expansiven Größenwahns zeichnen sich zwar noch ab, aber nur als flüchtige Skizzen und nicht als ausgebaute Wahnsysteme. Diese können eine neue, für sich selbst bestehende Welt begründen, die verborgen werden oder die vordergründige Wirklichkeit ersetzen kann aufgrund der bei paranoiden Psychosen typischen strukturellen und inhaltlichen Verdoppelung der Persönlichkeit. Soweit Verdoppelung auftritt (Besessenheit von Ambitendenz und Ambivalenz bei Gleichzeitigkeit), erfolgt sie sozusagen als ein Momentbild unter vielen ohne Sinnzusammenhang, System oder Prinzip. Soweit in chronischen Fällen eine Stabilisierung eintritt, zeigen sich meist massive inhaltliche Defekte. Die Menge der Wahrnehmungen hat sich reduziert auf wenige banale und entsprechend primitive Inhalte, die verbal meist nicht stereotypisiert reproduziert werden. Einzelne Ideen treten zwar häufiger auf, aber ein sinnzusammenhängendes Gedankengebilde in verbal geordnetem Ausdruck kommt selten mehr zustande und wenn schon, dann auf einem deutlich erkennbar gesenkten Niveau. Simplifizierung, Verarmung im Assoziationsbereich, affektive Abstumpfung, triebhafte Kurzschlüssigkeit und erhöhte Bereitschaft zu Impulshandlungen sind nur einige Symptome der „Verblödung" im wörtlichen Sinne, welche die Tragik derartiger Prozeßschizophrenien ausmachen. Abbau, Zerfall und zunehmende Zerfahrenheit der psychischen Abläufe erfolgen meist schubweise, sind aber langfristig als Prozeß zu sehen. Im Sinne einer regressiven und dissoziativen, chronisch fortschreitenden Ich-Funktionsstörung erscheint die Begriffsbildung „Dementia praecox" als „nosologische Schachtel" auch für „Schachtelgegner" in derartigen, typischen Fällen noch durchaus sinnvoll.

Gefährlichkeit: Sie ist bei dieser Patientengruppe in zivilisierten Sozialbereichen relativ gering, weil die Wahnideen in der Regel früh erkannt werden, da das meist agitierte, läppisch-zerfahrene Gehabe und Getue auch vom Laien sehr schnell als „verrückt" empfunden wird. Mit Ausbruch der Zerfahrenheit und entsprechender Vielfalt der Symptomatik entsteht die Gefahr von Primitivhandlungen, Kurzschlußakten und entsprechenden Tätlichkeiten, denen aber bereits zielstrebige innere Kontinuität fehlt. Es bleibt meist bei zerschlagenen Flaschen und Gläsern, Drohgesten und nicht immer ungefährlichen Sexualangriffen. Normalerweise fehlt auch in diesem Bereich die Zielstrebigkeit und manifestiert sich bloß der Verlust des Schamgefühls, des elementaren Respekts und der Distanz. Die Beurteilung der Gefährlichkeit muß in jedem Fall bei dieser Krankheitsgruppe die unmittelbare mitmenschliche Umgebung miteinbeziehen, weil derartige Patienten in hohem Maße provokationsanfällig und für einen Laien unberechenbar sind. Die Heilungsbzw. Remissionsquote dieser Patienten ist gering, die medikamentöse Ruhigstellung möglich und eine Pseudoresozialisierung damit gegeben. Sicherstellung der Behandlung ist daher die geeignete Maßnahme, von welcher alle weiteren Sicherungen und Freiheiten abhängen.

Fallskizze 2

Ein normal begabter junger Mann, der sich nach dem Volksschulabschluß bis zur Technikerstufe hochgearbeitet hat, beginnt mit 30 Jahren Verfolgungsideen zu entwickeln. Er fühlt sich überwacht von seiner Schwiegermutter, seiner geschiedenen Frau, seiner Großmutter und dem militärischen Abschirmdienst, von welchem er glaubt, er verfolge ihn seit seiner Dienstzeit in der Bundeswehr wegen Atomgeheimnissen, die er in der Tasche auf Zetteln mit sich herumgetragen habe. Die genannten Angehörigen hätten ein System, mittels dessen sie seine Gedanken lesen könnten. In der gleichen Zeit wird er zunehmend arbeitsunfähig und „arbeitslos", weil er überall erklärt, er könne nur kurze Zeit, aber keine 8 Stunden arbeiten, weil ihn Kopfschmerzen behindern würden. Er absolviert die Jägerprüfung erfolgreich und erhält einen Waffenschein. Zu seinem Schutz kauft er sich daraufhin einen Colt und veranstaltet in seiner Wohnung Schießübungen auf einen Holzklotz. Die von den Nachbarn alarmierte Polizei gebietet dem Einhalt, begnügt sich aber mit der Überprüfung des Waffenscheins. Der junge Mann kommt zu dem Schluß, daß ein ganzer Feindeskreis versuche, ihn zu vergiften oder hinter Gitter zu bringen. Er beginnt Bücher über Mord zu lesen und sieht sich in fairer kämpferischer Auseinandersetzung mit der Waffe seinen Feinden gegenüber. Diese Erscheinungen werden von den Mitmenschen seiner unmittelbaren Umgebung in ihrer Qualität nicht erkannt. Nach einer Entwicklungszeit von wenigen Jahren, in welcher sich die Symptome sowohl im Wahnbereich als auch im Arbeitsbereich und in der subjektiven Befindlichkeit in Form von Kopfweh und Schwindelgefühlen verstärkt haben, glaubt sich der Täter erneut vergiftet und kommt zu dem Ergebnis, daß endlich die Zeit zum Handeln gekommen sei. Wenn er selbst schon sterben müsse, so sei es nur gerecht, wenn er noch ein paar der Verschwörer mit in den Tod nehmen würde.

Er geht ohne äußerlich sichtbare Absicht ins Haus seiner Schwiegermutter und erschießt mit dem Colt durch jeweils 2 Schüsse den Partner der Schwiegermutter und anschließend auch sie selbst. Dann geht er in die Wohnung seiner eigenen Mutter und schießt, ohne diese tödlich zu treffen. Im Anschluß erklärt er, die Staatsanwaltschaft werde alles schon aufklären.

Strukturell zeigt sich in der Jugend wenig Auffälliges; Begabung und Bildung ermöglichen einen bruchfreien Lebenslauf. Das Auftreten von Wahnideen mit sensitivem Verfolgungscharakter bleibt über Jahre von außen unerkannt. Die Arbeitsstörung wird nicht als krankhaft gedeutet. Weder die Jägerprüfung noch der Kauf des Colts noch die Schießübungen führen zu von außen festgestellten Krankheitsbefunden. Der krankhafte Vorgang verläuft vielmehr im innerpsychischen Bereich des Patienten, und nur die jeweiligen „Spitzen des Eisbergs“ werden sichtbar, bewirken aber keine Rückschlüsse der Umgebung auf den laufenden psychotischen Prozeß, der vor der Tat immerhin seit einigen Jahren im Gange ist. Der diagnostische Ausdruck „schleichendes Paranoid“, eine Untergruppe der schizophrenen Erkrankungen, ist daher für diesen Fall treffend. Ohne beachtliche äußere Ursachen entwickelt sich die Krankheit sozusagen aus sich selbst heraus, in Abweichung von Formen, die mehr oder weniger von außen angeregt, stimuliert und induziert erscheinen, wie dies bei tatsächlich langfristig Verfolgten, Internierten, Betrogenen und Gekränkten der Fall sein kann. Derartig geschädigte Menschen zeigen im übrigen aber keineswegs alle entsprechende paranoide Symptomatik, so daß trotz der scheinbar erkennbaren Pathogenese nicht behauptet werden kann, das entstandene Paranoid beruhe auf einer sog. induzierten Reaktion, Entwicklung und sekundären Fixation der Symptomatik.

Die psychopathologische Frage lautet vielmehr allgemein: „Von wann an begann die Verdoppelung im projektiv-expansiven Ich-Bereich symptombildend zu werden, d.h. sich zu verselbständigen?“ Das stellungnehmende Ich verarbeitet vorerst die beginnende Wahnbildung durch Feststellung der fehlenden Realitätsgerechtigkeit, entwickelt dabei aber im Laufe des fortschreitenden Prozesses Fehlinterpretationen der Umwelteinflüsse mit inadäquaten Ursächlichkeiten und Selbstbezogenheiten, die auf ein gestörtes Verhältnis von Innen und Außen schließen lassen. Es gelingt dem stellungnehmenden Ich nicht mehr, die Umweltphänomene in einer realitätsgerechten Ordnung in sinngerechtem Zusammenhang zu integrieren (Die Schlange wird z.B. zu einem Tier, das Böses ankündigt und das Böse verkörpert, und hat aufgehört, ein gewöhnliches Reptil zu sein). Die krankhafte Persönlichkeitsveränderung entwickelt sich demnach im Bereich der Projektion und Verdoppelung mit Verlust bzw. Abschwächung der realitätsgerechten Stellungnahme zu sich selbst und zur Welt.

Inhaltlich wird die Störung meist erst sichtbar, wenn offensichtlich Wahnideen, Sinnestäuschungen mit oder ohne systematischen Zusammenhang auftreten. Für die Feststellung der Krankheit ist es gleichgültig, ob expansive Größenideen oder sensitive Verfolgungs- und Beeinträchtigungsvorstellungen das Bild beherrschen. Da kann z. B. einer angeblich alle Satelliten steuern und von dort aus die Welt über 2 Gruppen von Marionetten in Moskau und Washington lenken, in der absoluten Gewißheit, daß diese seine Stellung in der Welt einziger Garant für den Frieden sei. Dies hindert ihn nicht daran, gleichzeitig, im Rahmen seiner Restwirklichkeit, über die „heute wieder schlechte Suppe" zu schimpfen, von welcher man auch nie wisse, ob sie nicht doch vergiftet sei. Die Beeinträchtigungs- und Verfolgungskomponente findet sich als Gegenläufer im Verdoppelungssystem und nicht als Alternative. Deshalb weisen diese projektiven Psychosen zwar meist eine dominierende, das Krankheitsbild weitgehend beherrschende inhaltliche Komponente auf, nach welcher der Wahn benannt wird, sind aber auch von deren Gegenläufer beeinflußt, der jedoch unbeachtlich erscheint und deshalb meist auch nicht beachtet wird. Ganz allgemein werden die sensitiven Wahnentwicklungen weniger schnell sichtbar als die expansiven.

Gefährlichkeit: Sie ist bei den sensitiven Formen größer, weil diese erstens unauffälliger sind und zweitens nicht entsprechend ernst genommen werden. Ein Patient, der sich die Ohren zustopft, weil er Stimmen hört, die beschimpfen, bedrohen, nicht schlafen lassen und völlig verunsichern, erscheint harmlos. Einer, der mit seinem Colt Schießübungen veranstaltet, bringt ungewollt schon die Polizei auf den Plan, wobei aber interessanterweise niemand die paranoiden Hintergründe der Schießerei aufhellt. Man begnügt sich mit der Überprüfung des Waffenscheins. Es handelt sich eben, vom sog. gesunden Menschenverstand her gesehen, nicht um typische Vorbereitungshandlungen, die auf ein geplantes Verbrechen hindeuten. Von außen läßt sich nicht erkennen, unter welch ungeheurem psychischen Druck ein derart Erkrankter steht, bis er in letzter Verzweiflung aus krankhafter Notwehr ausbricht aus dem Verfolgungssystem und grob aggressiv nach vorn flüchtet in der konkreten, wenn auch wahnbeherrschten Absicht, die Feinde zu vernichten. Dabei spielt es tragischerweise keine Rolle, welchen echten Realitäts- und Gütewert die Opfer haben. Entscheidend ist ihr Stellenwert im psychotischen System, das wir bestenfalls teilweise im nachhinein rekonstruieren können. Für den Täter selbst ist es oft eine lebenslängliche, schwere Belastung, nach erfolgreicher psychiatrischer Behandlung mit dem Wissen leben zu müssen, er habe z. B. seine geliebte Mutter eigenhändig umgebracht. Diese Situation fördert in ihm ständig das Gefühl, daß er von *fremden* Mächten besessen und ein tragisch verstricktes Opfer sei und kein Übeltäter. Die meist nicht bewältigte Verdoppelung und die lediglich medikamentös erzielte Scheinintegration, die möglicherweise echte Krankheitseinsicht bringt, verschiebt das Problem von der Fremdgefährlichkeit in die Selbstgefährlichkeit. Dazwischen liegt ein „medikamentös bedingter Frieden", der ständiger Kontrolle bedarf, weil häufig dadurch erneute, relativ konkrete Vergiftungsideen hervorgerufen werden, die zur Umgehung der Behandlung führen und von dort zu neuem Unheil. Die Rückfallgefahr wird daher zu einer Frage der Qualität der psychiatrischen Kontrolle, wobei die Lebenslänglichkeit der Störung für den Fall, daß es der Behandlung gelingt, die Symptomatik abzubauen, im Auge behalten werden muß. Dies bedeutet nicht unbedingt Internierung im Landeskrankenhaus, aber Überprüfung der tatsächlichen Qualifikation der Kontrollen und Behandlungen.

Fallskizze 3

Ein Landarbeiter, der in seinem Dorf als völlig normaler, unauffälliger Bürger gilt, sein kleinbäuerliches Leben mit Frau und 2 Kindern ordentlich, friedlich und völlig integriert in seiner sozialen und familiären Umgebung verbringt, erwacht nach einem sehr heißen und arbeitsreichen Tag in der Nacht in sexuell erregtem Zustand. In seiner primitiven Einfachheit weckt er seine Frau, um mit ihr Sexualverkehr zu haben. Diese weist ihn aber ab, weil sie weiterschlafen will.

Nach einiger Zeit „hört" unser Patient eine befehlende Stimme, die ihm sagt: „Du mußt sie umbringen, hole ein Messer und schneide ihr den Hals ab." Dieser Befehl wird zunehmend deutlicher und unser Patient steht auf, holt aus der Küche ein großes Messer, kommt ins Schlafzimmer zurück, faßt seine Frau an den Haaren und zieht sie daran hoch. Während er dies tut - unter beschränktem Widerstand seiner Frau, die ihm sagt, er sei verrückt, ohne die Gefahr zu erkennen in ihrer Schlaftrunkenheit - befiehlt die Stimme immer intensiver, gleichzeitig sieht er ein Auge hell leuchtend zwischen den Augen seiner Frau und fühlt sich geblendet. Da spürt er, wie die Hand, in der er das Messer hält, von einer übermächtigen Kraft erfaßt wird, die den Schnitt am Hals seiner Frau ansetzt, während eine „innere Stimme" ihm sagt: „Das darfst Du nicht tun!". Er sieht Gefängnisgitter vor sich und erlebt ein für ihn unkontrollierbares Müssen und Nichtdürfen bei Gleichzeitigkeit. Die Vision der Gefängnisgitter verstärkt sich, während zugleich die Stimme nachdrücklicher wird, das glühende Auge intensiver und die messerführende Kraft energischer. Die tödlich „geschächtete" Frau sinkt verblutend ins Bett zurück und unser Patient geht in die Küche zurück, um sich die Hände zu waschen. Anschließend kocht er sich einen starken Kaffee. Nach einigen Minuten zieht er sich an und geht zur Polizei. Dort erklärt er, er habe soeben seiner Frau den Hals durchgeschnitten. Die Dorfpolizisten, denen er seit Jahren vertraut ist, verkennen die Situation völlig und erklären ihm, er habe offenbar heute wegen der Hitze zu viel getrunken und müsse sich ausschlafen. Sie verbringen ihn konsequenterweise in eine Ausnüchterungszelle, wo unser Patient in Tiefschlaf verfällt, aus dem er am Morgen kaum zu wecken ist. Die Polizei wird erst tätig, nachdem die Kinder des Patienten den Tod der Mutter gemeldet haben. Der Patient fällt nach einigen Tagen zunehmend in eine schwere Depression mit tiefer innerer Hemmung im Sinne eines katatoniformen Ablaufs, mit Verweigerung jeglicher Nahrung, völliger Sprachlosigkeit (Mutismus) und motorischer Immobilität, d.h. er bewegt sich nicht, sitzt oder liegt stundenlang in gleicher Haltung scheinbar ausdruckslos an irgendeiner Stelle, die nicht ausgewählt erscheint. Man kann annehmen, er sei aus der Realität herausgefallen und für uns „Normale" irgendwo im für ihn irreal gewordenen Raum hängengeblieben, wobei ihm auch die Zeit verlorengegangen ist. Die klinischen Untersuchungen führen zur Feststellung einer Epilepsie.

Strukturell handelt es sich um einen sozial völlig eingegliederten, unauffälligen Mann mit geordneten Familienverhältnissen. Die Tat fällt sozusagen „vom Himmel" im Rahmen eines epileptischen Dämmerzustandes mit Halluzinosen optischer, haptischer und akustischer Art. Der Rest von Realitätsbewußtsein (Frau, Instrumentarium Messer, Situation Bett und Küche) ermöglicht die einfachen Handhabungen. Ein Verdoppelungsphänomen tritt auf: Da ist die real geliebte Frau einerseits und die irreale Wahnwelt der Halluzinationen andererseits mit imperativen Stimmen („Du mußt sie töten") und dem haptischen Erlebnis einer fremden Kraft, die seine Hand mit dem Messer führt. Gleichzeitig sieht er das Gefängnis vor sich, und eine *innere* Stimme sagt ihm: „Das darfst du nicht tun!". Im Kampf der Imperative, die fremd erlebt werden, und der eigenen Über-Ich-Abwehr („Das darfst du nicht tun!") siegt die Halluzinose: Die Frau wird getötet. Die stellungnehmende Ich-Funktion meldet sich zwar als Stimme des Gewissens, aber ihre energetische Besetzung vermag die in der Halluzinose frei gewordenen Impulse nicht zu integrieren. Erst die anfallsförmige Entladung durch die Tat ermöglicht Wiederherstellung des ungeteilten Realitätsbewußtseins, welches auf den Weg zur Polizei führt. Die später in der Klinik gestellte Diagnose „Epilepsie mit Dämmerzustand und Halluzinose mit schwerer reaktiver Depression und Suizidalität" teilt die Krankengeschichte in 2 Phasen: erstens die Tatphase in der Halluzinose, zweitens die reaktive Nachfolgezeit mit jahrelanger, schwerer Depression.

Inhaltlich stehen durch die epileptisch bedingte Halluzinose plötzlich persönlichkeitsfremde Befehle, Empfindungen und Fehlwahrnehmungen in der „psychischen Wirklichkeit", die unausweichlich psychotisch-zwanghaft befolgt werden müssen. Nur ein Rest von Ich-Bewußtsein registriert eine negierende Stimme und das zugehörige symbolische Bild der Gitter im Gefängnis.

„Töten" stellt den Kern der inhaltlichen Seite der epileptiformen Erscheinungen dar. Die tötende Gesinnung kann sich perfid, mit hinterhältigem System, „paranoisch" manifestieren und dann besondere Gefährlichkeit begründen, z. B. langfristig vorbereitetes Vergiften, oder - wie im vorliegenden Fall - als verkürzte, unreflektierte, halluzinatorisch begründete Zwangshandlung im Rahmen eines epileptiform-psychotischen Erlebnisses. Trotz der neurophysiologisch nachweisbaren Störung im Zentralnervensystem, die nicht unbedingt hirnorganisch auf einem sog. Fokus beruhen muß, sondern auch „gewitterartig" rein funktionell begründet sein kann, ist es falsch, die epileptiformen Anfallssyndrome in den Bereich der rein hirnorganischen und damit neurologischen Erkrankungen abzuschieben. Je nach Lage des Falles handelt es sich um somatopsychische oder psychosomatische Störungen. Von der rein fokal bedingten Jackson-Epilepsie bis zur flach oder akzentuiert verlaufenden Affektepilepsie mit zahlreichen, verschiedenen Ablaufformen öffnet sich hier ein weites Spektrum krankhafter Erscheinungen, deren Bilder nicht unbedingt an Epilepsie denken lassen.

Epilepsie ist als klinisches, meist neurophysiologisch bestimmbares Phänomen eine klassische Persönlichkeitsstruktur mit weitgreifender charakterisierender Symptomatik: Neigung zu groben Affekten, die aufgestaut und anfallsförmig entladen werden. Es handelt sich um Varianten der Aggression (nicht der Liebe wie im hysteriformen Bereich), d. h. Haß, Neid, Eifersucht, Rache oder Wut mit tötender Gesinnung, welche die Symptomatik illustrieren. Die im Anfall auftretenden Inhalte sind daher syndromspezifisch, d. h. die tötende Gesinnung setzt sich in der Halluzinose ungebremst und entgegen der vielleicht noch auftretenden Reststellungnahme des Ichs durch.

Gefährlichkeit: Sie scheint bei diesem Täter angesichts der Lebensgeschichte, Einmaligkeit und Einzigartigkeit der Tat sehr eingeengt. Das gleiche kann sich nicht wiederholen. Analoges ist nicht in Sicht. Es besteht eine langjährige Depression, die nur medikamentös in beschränktem Rahmen aufgehellt werden kann. Die klinische Internierung ist wegen Selbstgefährlichkeit, nicht wegen Fremdgefährlichkeit begründet. Die Kontroll- und Behandlungsbedürftigkeit bleibt unabhängig von der Weiterentwicklung bestehen.

Fallskizze 4

Ein junger Mann lebt seit Jahren zurückgezogen mit seiner Großmutter. In der einfachen Mietwohnung fällt er niemandem auf, da er ruhig ist, die Nachbarn nicht stört und keine Ansprüche stellt.

Eines Tages stellt der Hausmeister fest, daß im Toilettentrakt unter der Wohnung unseres Patienten Flüssigkeit durch den Boden tropft. Er geht der Sache nach, öffnet selbst die Wohnung, weil nicht geöffnet wird, und sieht im Toilettenraum nach. Dort findet er in der Toilette den Kopf seiner großmütterlichen Mieterin, welcher den Ablauf verstopft. In der Wohnung findet er im Schlafzimmer den Enkel schlafend neben der „kopflosen" Großmutter. Dieser erklärt, die Sache sei schon in Ordnung, er hätte ihr den Kopf abschneiden müssen, weil Stimmen ihm dies befohlen hätten. Der junge Mann legt sich daraufhin wieder zum Weiterschlafen hin, ohne auf Fragen des Hausmeisters zu reagieren.

Später gibt er an, schon vor der Tat eine große, unkontrollierbare Erregung in sich verspürt zu haben, die von inhaltloser Angst und Suizidgedanken begleitet gewesen sei. Gleichzeitig habe er ein Dröhnen und Hämmern im Kopf und unlöschbaren Durst verspürt, den er mit Unmengen von Wasser zu löschen versucht habe. Vor der Tat habe er weiter einen ausgeprägten Leichengeruch wahrgenommen, der aus dem Eisschrank gekommen sei.

Strukturell fällt die uneinfühlbare, weltentrückte und irreale Atmosphäre auf, in welcher sich die Tat abspielt. Das Stimmenhören erscheint als klassisches paranoid-schizophrenes Symptom, das aber auch in epileptischen Dämmerzuständen vorkommt. Desgleichen finden sich Automatismus des Gehorsams und autistische Abkapselung gegenüber der realen Umwelt. Gleichzeitig besteht eine kleine „reale Restwelt", in welcher der Patient sich realitätsgerecht zu verhalten vermag. Er findet das Küchenmesser, schneidet den Kopf der Großmutter ab, wirft ihn in die Toilette, legt sich wieder ins Bett. Wahn und Wirklichkeit bestehen demnach nebeneinander, bilden zusammen gesehen eine Verdoppelung der Persönlichkeit, die von 2 inhaltlich verschiedenen Welten beherrscht wird. Der irreale, wahnhafte Teil hat offenbar seit längerer Zeit das Realitätsbewußtsein des Patienten verändert und sich, von außen nicht feststellbar, hinter einer gut erhaltenen Persönlichkeitsfunktion verbergen können. Unter Abbau der stellungnehmenden Ich-Funktion mit Verlust der Ich-Grenzen zwischen Innen und Außen und folgender Freisetzung elementarer Projektionen ersetzt die Wahnwelt im akustisch-auditiven Bereich die Alltagswirklichkeit: Die Stimmen werden vom Patienten als reale Worte und im vorliegenden Fall als *Befehle* gehört. Der Ausfall der stellungnehmenden Ich-Funktion läßt diese unreflektiert, automatisch und zwingend in die motorische Aktivität übergehen. Es kommt zur sog. „réalisation symbolique“, d.h. Handlung ersetzt Sprache, eine Tat wird zur Aussage, zum Vollzug eines Befehls. Dieser Vorgang verläuft Ich-psychologisch im Rahmen eines regressiven Prozesses, u. U. im Laufe von Wochen und Monaten. Wir sprechen daher von einem schleichenden Prozeß regressiver Art mit Freisetzung elementarer Ich-Funktionen, im vorliegenden Fall besonders der Projektion mit sensitiver, d.h. als Betroffenheit erlebter Reaktion durch gehorsamen Befehlsvollzug. Die vorläufige Diagnose, paranoide Schizophrenie, bestätigt lediglich das Wichtigste an diesem Fall, nämlich das Vorliegen einer *Psychose*.

Die differentialdiagnostische Zuweisung ist sehr schwierig, weil die Wahl der Bezeichnung oft vom vorgefaßten diagnostischen Krankheitsbild abhängt. Schizophrene haben Schübe, Epileptiker Anfälle und Zykliker Phasen. Dieser Bereich der Diagnostik wird seit Jahrzehnten nicht von Erkenntnissen, sondern vom zugehörigen „Jargon“ bestritten. Aus dieser Sicht ist unser Patient nicht einfach ein Schizophrener, der einen neuen Schub produziert, innerhalb welchem er paranoid halluziniert (Stimmenhören, Geruchshalluzination - Leichengeruch -), sondern ein Psychotiker mit Sinnestäuschungen, Störungen der Körpermotorik und des Vegetativums, begleitet von freiflottierender Angst im Affektbereich. Das auffällige Verhalten anläßlich der Entdeckung der Tat in Form von völlig unbeteiligter Anwesenheit und dem Sich-wieder-zur-Ruhe-Legen in einer für einen „normalen“ Menschen unerträglichen Situation, aber auch das nicht sichtbare Herausgefallensein aus der zeitlichen Alltagsordnung ergänzen das Krankheitsbild.

Inhaltlich fallen das Stimmenhören und der Direktvollzug der Befehle auf, deren Sinn je nach „Schule“ verschieden gedeutet werden kann.

Traditionell psychiatrisch lautet der Vermerk: „Hört imperative Stimmen, die er ohne Vorzeichen in die Tat umsetzt“. Diese erscheint ihm Ich-fremd.

Tiefenpsychologisch wird mit verschiedenen Deutungsansätzen argumentiert. So wird die Tat etwa als regressiv ausgelöster Befreiungsversuch aus einer dualunionistischen Mutterbindung in der Projektion auf die Großmutter gesehen oder als Folge von aufgestauten groben Affekten mit tötender Gesinnung, die sich am einzigen persönlich vorhandenen Objekt, der Großmutter, entladen haben. Sie mag auch erklärt werden durch einen automatischen Vollzugszwang von Befehlen aus dem Über-Ich unter Ausschaltung der integrierenden, stellungnehmenden Ich-Funktion oder durch Versagen der Ich-Abwehr und Triebabwehr wegen desintegrativ verlaufender Regression usw., usw. Niemand wird sich genau festlegen wollen über Ursache und Wirkung, Anfang und Ende innerhalb der unbewußten Psychodynamik. War es die Aggression, die Frustration einer unerfüllbaren Liebe, ein hyperintrojektiver Einverleibungsimpuls eines im Grunde genommen kannibalistischen Triebanspruchs, eine umgekehrte Rotkäppchengeschichte? Vor der Tat aufgetretene Selbstmordideen, später der Leichengeruch und noch später die Tötung der Großmutter, sprechen von der inhaltlichen Seite her für ein unbewußtes Aufkommen dranghafter, irrationaler tötender Gesinnung, die erst in der akuten Psychose zum Zuge kommen konnte. Es ist für den Praktiker unwichtig und erst für die Therapie bedeutsam, ob hier auch an die Möglichkeit eines epileptischen Dämmerzustandes gedacht werden soll. Außer klinischen Methoden kann darüber nur der Langzeitverlauf Auskunft geben.

Wichtig bleibt daher die Feststellung „Psychose“ (schubartig oder anfallförmig?) mit akustischen Halluzinationen in ‚Form von imperativen Stimmen mit Tötungsbefehlen.

Gefährlichkeit: Die psychosebedingte Befehlsautomatie begründet den direkten Umsatz in befehlsgemäßes Handeln. Diese Struktur ist Träger einer krankhaften Funktion, die automatisch die Befehle in die Tat umsetzt. Es kann nicht vorhergesehen werden, welchen Inhalt der Befehl einer weiteren Halluzinose hat und ob dieser gefährlich ist oder nicht. Es kann sein, daß unser Patient auf inneren Befehl hin mit zwei Koffern voll Geld bei der Heilsarmee ankommt und dieser sein ganzes Vermögen aushändigen will, es kann auch sein, daß er 1000 Rattenfallen bestellt, weil er gelesen hat, daß Ratten die Pest verbreiten, es kann aber ebenso unvorhersehbar ein weiterer Tötungsbefehl erfolgen.

Es besteht langjährige Behandlungsbedürftigkeit und Kontrollnotwendigkeit. Paranoide Psychosen „heilen nicht“, können aber „remittieren“ unter sachgemäßer Behandlung, z. Z. prinzipiell medikamentös, evtl. mit begleitender Psychotherapie. Klinische Behandlung, Überwachung und Nachbetreuung ist unumgänglich. Die Wiederholungsgefahr kann damit minimalisiert werden.

Fallskizze 5

Ein 24jähriger Umschüler aus mit Epilepsie belasteter Familie hat eines Morgens die Vorstellung, er müsse eine Frau töten. In seiner Schultasche befindet sich noch ein großes Messer, das er bereits einige Tage zuvor als Weihnachtsgeschenk für seine Mutter gekauft hatte. Während der Bahnfahrt zur Schule liest er in einer Zeitschrift einen Bericht über die Ermordung einer bekannten Filmschauspielerin durch einen Messerstecher. Die Idee, eine Frau zu töten, wird plötzlich konkret für ihn. Er findet im Zug eine Frau, die allein im Abteil sitzt, holt das Messer hervor und sticht mehrfach auf die ihm unbekannte Person ein. Das Opfer flüchtet durch den Zug. Er selbst versteckt sich bis zur nächsten Haltestelle und steigt unbehelligt aus. Mit dem nächsten Zug fährt er mehrere Stunden in umgekehrter Richtung und verläßt den Zug schließlich in einer ihm fremden Stadt.

Den Abend vor der Tat und während der Reise hat er bereits größere Mengen Bier und Schnaps getrunken. Nun setzt er sich in ein Lokal und trinkt weiter. Am nächsten Morgen liest er in der Zeitung, daß die von ihm angegriffene Frau tot sei, was er vorher nicht wußte. Er verspürt eine seltsame Erleichterung und setzt seinen Alkoholkonsum fort. In der Folgezeit irrt er in der Stadt ziellos umher. Am Nachmittag sieht er in einer Kirche eine alte Frau, die vor dem Altar kniet und betet. Diese sticht er von hinten in die Herzgegend, worauf die Frau schreiend aus der Kirche flüchtet. Er selbst verdrückt sich unauffällig in der Stadt. Nach einiger Zeit stellt er sich einem Polizisten auf der Straße, ohne vorher erkannt oder verfolgt worden zu sein. Später gibt er an, daß er sich nach dieser zweiten Tat „erlöst“ gefühlt habe. Erst nach 5 Jahren Strafvollzug wird eine Epilepsie festgestellt und die Verwahrung in einem Landeskrankenhaus angeordnet.

Strukturell handelt es sich um eine psychomotorische Form von Epilepsie, d.h. es tritt anfallförmig eine überwertige Idee ins Bewußtsein, die vom stellungnehmenden Ich nicht kontrolliert wird, sondern entweder als Befehl (Halluzinose) befolgt oder - wie in diesem Fall - aufgrund einer Vorlage (erstochene Schauspielerin) in einem „besonnenen Dämmerzustand" verwirklicht wird. Gesinnung, als grober Affekt mit massiven Aggressionspotentialen aufgeladen, steuert die Persönlichkeit impulshaft zur anfallförmigen Entladung und ermöglicht auf diese Art ein Erleichterungsgefühl bei der im übrigen noch realitätsbezogenen Person. Der Täter gibt nach der 2. Tat sogar an, er fühle sich nun wie erlöst (nicht etwa sexuell befriedigt wie ein Sadist). Als Auslöser spielt die Alkoholisierung eine wichtige Rolle, die vermutlich durch eine längerdauernde Verstimmung begründet war, welche zunächst nicht als krankhaft erkannt worden war.

Inhaltlich erscheint die abstrakte Vorstellung, die, soweit eruierbar, als kurzfristig vorübergehende Idee auftritt, von einer monomanen Einfachheit ohne Sinn und Zweck. Es scheint gesichert, daß kein paranoides Wahnsystem sich wie in anderen Fällen schleichend aufgebaut hat bis zum Durchbruch in die Tat. Die Rolle des Alkohols liegt zweifellos auf der Ebene einer unspezifischen Begünstigung des Ausbruchs der krankhaften Erscheinung. Es handelt sich keineswegs um ein volkstümliches Mutantrinken bei bereits gefaßtem Vorsatz. Der konkrete Tatinhalt wird sozusagen zufällig durch die gelesene Zeitschrift vorgegeben, und ohne Messer hätte sie nicht verwirklicht werden können. Die Koinzidenz zweier Zufälle bildet nicht etwa einen Vorsatz, sondern lediglich eine Voraussetzung zur ereignishaften Tatverwirklichung. Die 2. Tat führt von der Erleichterung zur „Erlösung". Tiefenpsychologisch kann hier spekuliert werden, daß die 2. Frau im archaischprimitiven Sinne vor dem Altar „geopfert" worden ist.

Gefährlichkeit: Sie ergibt sich weniger aus der Krankheit selbst, die medikamentös weitgehend beherrscht werden kann, als vielmehr aus der Möglichkeit des Ausweichens aus der Behandlung, zu welcher selbstverständlich absoluter Alkoholentzug gehört. Die langfristige Prognose derartiger Fälle bleibt ungewiß, solange nicht eine absolut qualifizierte und zuverlässige Kontrolle aufgebaut ist. Die üblichen Fehler, wie z. B. versuchsweise Entlassung in hausärztliche Behandlung mit einem dürftigen Bericht an den Hausarzt, können nicht riskiert werden, weil niemand weiß, wann unter Alkoholgenuß erneut aus dem Unbewußten das „kainitische Töten" ein neues Opfer fordert. Die Wiederholungsgefahr ist voll kontrollierbar und daher abwendbar.

Fallskizze 6

Eine Kriegerwitwe erzieht ihren einzigen Sohn unter größten Opfern zu einem tüchtigen jungen Mann. Dieser bringt eines Tages seine Freundin mit nach Hause, welche von der Mutter ohne auffällige Reaktion angenommen wird. Die Beziehung der jungen Leute vertieft sich mit der Zeit, was für die Mutter selbstverständlich zu sein scheint.

Eines Tages kauft die Mutter in einem Spezialgeschäft ein großes Fleischermesser und versorgt es in der Schublade ihres Küchentisches. Ungefähr gleichzeitig treten bei ihr Schlafstörungen auf. Ihr Arzt verschreibt ihr Schlafmittel in Tablettenform. Im übrigen bleibt auch diese Phase völlig unauffällig. Weder dem Arzt noch den Mitbewohnern des gemeinsamen Mietshauses fällt eine Verhaltensänderung auf, vermutlich deshalb, weil die Mutter schon immer ein zurückgezogenes Leben führte, ohne viele Außenkontakte. Mehrere Monate später erklären die jungen Leute, heiraten zu wollen. Auch diese Mitteilung bleibt ohne auffällige Reaktion. Erst die Rekonstruktion des Gesamtvorgangs ergibt im nachhinein, daß die Mutter ungefähr zu diesem Zeitpunkt häufiger zum Arzt ging und intensiver über Schlafstörungen klagte. Sie begann, „stärkere" Schlafmittel, die verschrieben wurden, zu stapeln und zu verstecken, was unbemerkt blieb. Wenige Tage vor der festgesetzten Hochzeit mischt die Mutter ihrem Sohn Schlafmittel in den Kaffee und wartet seinen Tiefschlaf ab. Mit dem Fleischermesser schneidet sie ihm durch einen „Schächterschnitt" sozusagen kunstgerecht die Blutgefäße des Halses und die Luftröhre durch. Der Sohn erwacht nicht bis zur Abwehrfähigkeit, sondern stirbt sehr schnell in seinem Bett. Die Mutter stellt sich anschließend der Polizei, welche den Fall „erfolgreich" aufklärt. Die Mutter verfällt in den nachfolgenden Tagen in einen zunehmend depressiveren Zustand mit Apathie und Stupor.

Strukturell steht im gemeinsamen Lebenslauf von Mutter und Sohn eine Dualunion in der Form eines gegenseitigen Exklusivbesitzes der Bezugspersonen im Vordergrund. Der Sohn emanzipiert sich mit den Jahren und droht unbewußt das ebenfalls unbewußte dualunionistische System zu sprengen durch den Eintritt seiner Freundin als Dritte. Dies löst bei der in ihrem Besitz bedrohten Mutter eine erste, scheinbar völlig ziellose Reaktion aus, den Messerkauf. Diagnostisch wird an dieser biographischen Stelle der Beginn einer schleichenden paranoiden Entwicklung gesehen, in deren Verlauf über Monate auch die Schlafmittel beschafft werden. Es bleibt offen, ob damit ein bewußtes Ziel mit Tötungsabsicht von schweren unbewußten Aggressionen mit tötender Gesinnung angepeilt wurde. Die Schlafstörung der Mutter und ihre zunehmende Verschlossenheit sind Symptome ohne Aussagewert im inhaltlichen Sinn. Theoretische Überlegungen führen zur Vermutung, daß die Mutter vor sich selbst ihr „unbewußt bereitgestelltes Vorhaben" aus ihrem Bewußtsein verdrängt hielt. Bewußterweise hätte sie mit Hinblick auf ihren ordentlichen Charakter und ihre Opferbereitschaft den Tötungsgedanken nicht monatelang ausgehalten.

Die theoretische Erklärung beruht hier auf der Verdoppelung der projektiven und expansiven Ich-Struktur. Die Sprengung der Dualunion setzt theoriegemäß projektiv-paranoide, im Prinzip psychotische Energien frei, die vorläufig von der bewußten Person voll abgewehrt werden (Verdrängung). Nur das vorerst aussagelose Kaufen des Messers deutet als Symptom auf diese untergründige, schleichend paranoide Entwicklung hin. Es besteht noch kein Wahn, sondern erst ein unbewußter Drang, der sich im Symptom, das gleichzeitig Symbol ist, äußert.

Inhaltlich läuft diese Tatgeschichte überwiegend unbewußt ab. Obwohl mehrere Handlungen (Messerkauf, Tablettenbesorgen) auf rationalen Vorbedacht mit Vorbereitungshandlungen hinzuweisen scheinen, geht es hier um die symbolische Verwirklichung einer Wiederinbesitznahme bzw. Besitzverteidigung im Rahmen der erwähnten Dualunion. Das „ewige Beisammenbleiben" läßt sich symbolisch nur über den Tod verwirklichen. Dieser Inhalt ist für die Mutter nicht bewußtseinsfähig. Erst in der Tatzeit bricht das dranghaft vorgegebene paranoide Potential durch, überschwemmt das Bewußtsein und setzt handlungsgesteuert richtig die nötigen Handlungen in Gang. Diese Mutter hat damit ihren Sohn wieder, und - ebenso wichtig - es hat ihn keine andere. Es handelt sich somit nicht um gewöhnliche Eifersucht in Übersteigerung, sondern um einen nicht bewußtseinsfähigen, archaisch-primitiven Besitzanspruch, der sich über eine projektiv-paranoide unbewußte Entwicklung symbolisch befriedigt.

Gefährlichkeit: Diese „Mustermutter" ist minimal gefährlich, weil ihr rational nicht verstehbares Delikt ein einziges Opfer, den Sohn, voraussetzt, von dem es keine zweite Auflage gibt. Behandlungsbedürftig bleibt die Depression und kontrollbedürftig eine Suizidalität, mit der aus theoretischen Gründen ernsthaft gerechnet werden muß. Die Selbstgefährlichkeit solcher Fälle ist unabhängig von sichtbaren Verhaltensmustern immer sehr drohend, auch wenn die augenfällige Depression verschleiernd wirken kann.

Fallskizze 7

Der einzige Sohn einer Kriegerwitwe wird von seiner Mutter mit totaler Zuwendung und Protektion aufgezogen. Die 2 bilden eine dualunionistische „Einheit", in welcher jede Person für die andere „alles" ist. Der Sohn entwickelt sich zu einem tüchtigen Facharbeiter, lebt aber sehr isoliert bei seiner Mutter in einer von außen nicht leicht durchschaubaren Abgeschlossenheit. Seine Umweltbezüge sind Sachbezüge zu Objekten wie Werkzeuge, Kleinmotorrad, Gemüsegarten oder Kaninchen. Mitmenschliche Beziehungen bleiben auf das äußerst Notwendige beschränkt. Er grüßt, er hilft bei einer Panne, aber Kameraden, Freunde oder gar Freundinnen hat er keine und sucht offenbar auch nicht dergleichen. Als er ca. 30 und seine Mutter ca. 50 Jahre alt ist, eröffnet ihm die Mutter, sie gedenke sich wiederzuverheiraten, um im Alter nicht allein zu sein. Der in Aussicht stehende Ehemann ist dem Sohn seit längerer Zeit bekannt, wobei der gegenseitige Umgang im undurchsichtig Formalen hängenbleibt: keine sichtbaren Auseinandersetzungen, keine Spannungen, nichts Auffälliges außer einer in der gegebenen Lage nicht bemerkten verstärkten Zurückhaltung. Unser Patient spricht zunehmend weniger, er beginnt, allein stundenlange Spaziergänge im freien Gelände zu machen, kehrt zu unbestimmten Zeiten zurück und erzählt nichts über seinen Verbleib. Die Mutter ihrerseits ist in ihrer Beziehung zum neuen Partner gegenüber dem Sohn unabhängiger geworden, obwohl nicht unaufmerksam oder gar gleichgültig. Sie nimmt die immerhin auffällige Entwicklung ihres Sohnes unter den gegebenen Umständen nicht besonders wichtig, deutet sie sogar eher positiv, da er ja doch einmal selbständig werden müsse. Durch das bevorstehende „neue Leben" abgelenkt, denkt sie sich auch nicht viel dabei, daß der Sohn kaum noch ißt und sich stundenlang in seinem Zimmer einschließt, ohne auf Anruf zu antworten.

Am Hochzeitstag scheint alles reibungslos abzulaufen. Der Pfarrer, die beiden Trauzeugen, das neue Ehepaar und unser Patient absolvieren die kirchliche Zeremonie. Beim anschließenden Mittagsmahl, an welchem alle 6 Personen teilnehmen, sitzt unser Patient stumm am Tisch. Noch bevor das Essen serviert wird, zückt er plötzlich eine Pistole und feuert der Reihe nach auf die Mitglieder der Hochzeitsgesellschaft. Mit insgesamt 5 Schüssen tötet er 4 der Teilnehmer einschließlich seiner Mutter und verletzt den fünften schwer. Im Anschluß an die Tat irrt er in den umliegenden Gärten umher und wird nach etwa 2 Stunden von der Polizei verhaftet. Er läßt sich lammfromm abführen und wird in eine psychiatrische Klinik eingeliefert. Es zeigt sich Bewegungs- und Sprechhemmung, Essensverweigerung und affektive Kontaktsperre. Mittels Psychopharmaka wird eine gewisse Aufhellung erreicht und eine reduzierte Form von Gespräch ermöglicht. Im Laufe von Wochen normalisiert sich das Zustandsbild. Allmählich kehrt das einzelgängerische, in sich selbst abgeschlossene Verhaltensmuster unter Abschwächung der schweren Störungen wieder. Es bleibt aber unmöglich, mit dem Patienten über sein Delikt zu sprechen. Eine „Mauer" scheint ihn davon zu trennen. Es zeigt sich keine Emotion und kein Zeichen des Beteiligtgewesenseins, geschweige denn bereuender Erinnerung. Ein totaler Bruch der psychischen Kontinuität scheint vorzuliegen.

Strukturell findet sich an der Basis dieser Entwicklung eine ähnliche Konstellation wie im vorangegangenen Fall, allerdings mit umgekehrter Rollenverteilung. Eine dualunionistische Beziehung setzt ein Leben lang Sohn und Mutter in ein abgeschlossenes Beziehungssystem totaler Partizipation. Der Sohn fixiert sich völlig in einer altersinadäquaten, isolierten Sohnrolle gegenüber seiner Mutter, die sein mitmenschliches Leben ausmacht. Mit der Beziehungsaufnahme der Mutter zu einem neuen Mann mit Eheabsichten ist das gegebene Grundverhältnis der wechselseitigen Totalbindung und Partizipation bedroht. Im Bewußtsein beider sind vermutlich keine außergewöhnlichen Probleme aufgetreten. Die unbewußte Entwicklung auf der Seite des Sohnes zeigt aber massive Verstärkung vorbestandener Tendenzen. Der Einzelgänger vereinsamt immer mehr und ist nicht nur schweigsam, sondern zunehmend mutistisch, d.h. er spricht kaum noch. Orientierung und Realitätsbewußtsein scheinen erhalten. Von Wahnideen oder Halluzinationen ist nichts bekannt. Diesen Übergang eines Sonderlings in den Zustand eines Psychotikers registriert niemand, weil man den Täter von früher her in seiner besonderen Verhaltensweise kannte. Erst die Tat selbst zeigt totalen Bruch mit Vernichtungswillen gegenüber einer „zerbrochenen Welt". Das vielfache Töten ist nicht auf „Mordlust" um des Tötens willen ausgerichtet, sondern auf Vernichtung (Negation). Dieser schizoform, akut psychotisch reagierende Sohn vernichtet eine mitmenschliche Welt, die für ihn nicht sein kann und nicht sein darf. Diagnostisch wurden derartige Ausbrüche früher als Raptus catatonicus bezeichnet, womit nicht viel mehr erklärt ist. Es ist anzunehmen, aber nicht zu beweisen, daß einer derartigen schizophrenpsychotischen Entwicklung eine paranoid-wahnhafte vorausging. Aus theoretischen Gründen würde sie zur Sprengung der Dualunion passen.

Inhaltlich fällt zunächst die Schweigsamkeit, die Kontaktarmut und die Nahrungsverweigerung im Vorfeld der katatoniformen Tatphase auf. Inhalt und Struktur fallen zusammen und entsprechen Ich-psychologisch der innersten Mitte, d.h. Introjektion und Negation bei Gleichzeitigkeit als Zwang. Isolierter Hereinnahme und autistischem Besitz stehen Destruktion und Negation, d.h. Totalverweigerung der

Annahme, gegenüber. Hier beantwortet sich die Frage nach dem „Warum gerade jetzt und gerade so". Der Zeitpunkt der Hochzeit hat die Hereinnahme der Mutter in die eigenpsychische Ewigkeit erzwungen und damit die Tötung (Negation) ausgelöst. Die Dissoziation im psychotischen Geschehen hat die Gleichzeitigkeit von Introjektion und Negation gesprengt und damit die vernichtende Negation und Destruktion freigesetzt.

Wichtig ist in diesem Zusammenhang die Feststellung, daß es sich nicht um einen epileptiformen Vorgang handelt, sondern um einen schizoformen, sofern derartige diagnostische Unterscheidungen noch aufrechterhalten werden sollen. Es handelt sich um einen schleichenden psychotischen Prozeß, der in einer anfallsförmig anmutenden Endphase scheinbar unmotiviert und inhaltslos platzt und mit einer Ausreißreaktion mit Verwirrtheitszustand endet. Auf eine eindeutig schizophrene Psychose wird sich der Diagnostiker hier nicht festlegen. Prozeß und Anfall im psychotischen Bereich sind als Gesichtspunkte theoretisch trennbar, aber in einem konkreten Fall wie diesem schwer auseinanderzuhalten, weil rationale Ordnungssysteme der irrationalen Welt der Psychosen schlecht beikommen.

Gefährlichkeit: Nur ein mit außergewöhnlicher Intuition Begabter hätte diese Tragödie erahnen können. Mit Wiederholungsgefahr ist nicht zu rechnen.

Fallskizze 8

Eine junge Frau mit Sprachfehler, Ausdrucksstörungen und Affektstörungen leidet gleichzeitig an massivem Übergewicht bei Freßsucht und offensichtlichem Intelligenzmangel. Sie wird von einem primitiv-brutalen Hilfsarbeiter geschwängert und gebiert einen Knaben, um dessentwillen sie später den Vater des Kindes heiratet. Wegen ihrer Unfähigkeit, den Haushalt zu führen, kommt es dauernd zu Auseinandersetzungen primitiver Art. Die Patientin leidet auch an schweren Verstimmungen, teils jämmerlich demonstrativer, teils aggressiver Art mit Tätlichkeiten, aber auch Zerstörungswut gegen Haushaltsinventar. Zeitweilig leidet sie an Anfällen körpermotorischer Art, besonders nach Alkoholgenuß. Es wird eine Epilepsie festgestellt, aber nicht konsequent behandelt. Das von Anfang an schwierige eheliche Verhältnis zerrüttet sich zunehmend, schließlich läuft das Scheidungsverfahren. Eine Fürsorgerin überprüft die Familienverhältnisse. Der Vater des Kindes verlangt das Sorgerecht über den inzwischen 3jährigen Sohn. Die Mutter gerät in Panik, weil sie zu Recht fürchtet, man werde ihr das Kind wegnehmen. Kurzschlüssig beschließt sie, den Sohn umzubringen, damit ihn die andern nicht wegnehmen können. Durch Zuhalten von Mund und Nase erstickt sie das Kind bis zur Bewußtlosigkeit und sticht ihm anschließend mit einem Küchenmesser mehrfach in die Brust und in den Rücken, bis es tot ist. Daraufhin wäscht sie das tote Kind und legt es ins Bett, putzt alles sauber, zieht sich selbst um und erklärt ihrem Mann bei dessen Heimkehr, der Sohn schlafe. Daraufhin flüchtet sie aus dem Haus und irrt durch die Gegend, bis sie über polizeilichen Gewahrsam in eine psychiatrische Klinik überführt wird. Die soziale Eingliederung wird durch die stabilen Klinikverhältnisse und die persönlichkeitsadäquate Beschäftigung in hohem Maße gefördert, so daß die Patientin aus eigenem Entschluß lebenslang im Schutze des Landeskrankenhauses bleiben will.

Strukturell kombiniert sich in diesem Falle eine deutlich ausgeprägte Unterbegabung in Form von Imbezillität mit Epilepsie und Sprachstörungen sowohl der Verbalisation als auch der Artikulation, mit allen Konsequenzen der damit verbundenen Entwicklungs- und Sozialisationsstörungen, die für das Tatgeschehen zwar nicht ursächlich sind, aber mithelfen, das Durchführungsmuster zu gestalten. Die Patientin ist weitgehend kommunikationsbehindert und in einer Belastungssituation kommunikationsunfähig. Das Töten stellt bekanntlich den psychologischen Kern des „kainitischen" Epileptikers dar, ebenso das Zerstören als Entladungsform grober Affekte, die aufgestaut und anfallsförmig entladen werden. Auch das ziellose Ausreißen nach der Tat paßt voll in die epileptiforme Pathodynamik. Ein normal begabter Mensch hätte wohl zielstrebiger nach vollbrachter Tat sich der Polizei gestellt, möglicherweise sogar einen „vernünftigeren" Weg ohne Tötung des Sohnes gefunden. Der Schwachsinn beraubt einen Menschen z. T. der Ich-Abwehr, die auf Stellungnahme zu sich selbst und zur Welt beruht und realitätsgerechte Lösungen anstrebt. Anstelle dessen treten kurzschlüssig primitivste Verhaltensmuster auf, die auf elementarsten Projektionen beruhen, wie z. B. Verlustangst und Bemächtigungsimpuls, tätlichem Angriff oder Flucht, überempfindlichem Beleidigtsein oder völlig indolentem, apathisch-stumpfem Dahindämmern bzw. Verweigerung jeglicher Anteilnahme. Die lange Reihe der Polaritäten illustriert die symptomerweiternde Wirkung der Kombination der Hauptkrankheit mit der psychobiologischen Grundlage des Schwachsinns. Dies gilt übrigens auch für alle anderen psychischen Krankheiten. Die Prognose verschlechtert sich ganz allgemein durch Kombination mit Schwachsinn. Hohe Begabung scheint umgekehrt bei psychischen Erkrankungen eine günstigere Prognose zu bewirken.

Inhaltlich zeigt sich hier einmal mehr, daß Epilepsie nicht nur ein neurologisches Phänomen und Problem ist, sondern auch eine spezifische Psychologie mit grob destruktiver und tötender Gesinnung umfaßt. Dieses inhaltliche Element schlägt innerhalb des Schwachsinns voll durch. Die verhaltene hysteriforme Komponente mit entsprechenden Liebesansprüchen vermag in der gegebenen Situation das Kind nicht zu retten. Das Töten erscheint als einzige Möglichkeit innerhalb der schwachsinnigen, kurzschlüssigen Impulse, den Besitz des geliebten Kindes zu sichern. Besitzergreifen und Sichern durch Töten (Erbeuten) entspricht archaisch-primitiven Verhaltensmustern.

Gefährlichkeit: Die Patientin ist nach der Tat in erster Linie selbstgefährlich. Fremdgefährlichkeit besteht bei umweltbedingter Verstimmung und erschöpft sich in leicht zu kontrollierenden Tätlichkeiten. Es besteht lebenslange Betreuungsbedürftigkeit.

Fallskizze 9

Ein 22jähriger ist als Jugendlicher bereits mit kleinen Diebstählen aufgefallen und wird schließlich wegen mehrerer Einbruchsdiebstähle zu 7 Monaten Freiheitsstrafe verurteilt. Kurze Zeit nach seiner Haftentlassung macht er eine Zechtour, die er im Zustand der Betrunkenheit mit über 2‰ Blutalkohol beendet. Er bestellt eine Taxifahrerin, die er von früher intimerweise kannte, und dirigiert sie in eine abgelegene Feldstraße zum Anhalten. Dort wird er grob zudringlich und versucht die Frau zum Geschlechtsverkehr zu nötigen. Die Verweigerung reizt ihn derart, daß er grob tätlich wird, worauf die Frau aus dem Auto flüchtet. Es gelingt ihm, sie einzuholen, niederzuschlagen und zu vergewaltigen. Er tritt nun auf sie ein und stellt sich mit den Füßen auf ihren Hals, bis sie bewußtlos ist. Anschließend setzt er sich ans Steuerrad und fährt wiederholt mit dem Auto über die am Boden Liegende hinweg. Darauf legt er die Tote in den Kofferraum des Autos, fährt zu einem in der Nähe befindlichen Kanal und wirft den Körper ins Wasser. In der Folge besorgt er sich mit dem Geld der Taxifahrerin neue Kleider und versteckt seine teils blutbefleckten alten in einem Schuppen, wo sie später gefunden werden und zu seiner Identifikation und Überführung Anlaß geben. Es erfolgt Verurteilung zu lebenslanger Freiheitsstrafe. Psychiatrisch wird ein die Schuldfähigkeit nicht beeinträchtigender alkoholbedingter abnormer sexueller und allgemeiner Erregungszustand bei einer primitiven, aber praktisch-intelligenten Persönlichkeit mit psychopathischen Zügen angenommen. Es bestünden Größenideen bei gleichzeitig mangelnder Selbstkritik, aber keine krankhaften Wahnideen. Als Kind ist der Patient aus 2 m Höhe auf den Kopf gefallen. Eine Hirnschädigung ist bei den Untersuchungen aber nicht festgestellt worden, ebenso keine abnorme Alkoholunverträglichkeit.

Im Laufe der jahrelangen Haft treten wiederholt Erregungszustände mit Destruktionshandlungen gegenüber dem Mobiliar sowie Tätlichkeiten gegen das Personal auf. Immer deutlicher prägen sich Wahnideen aus, die vorerst als abnorme Haftreaktion gedeutet werden. Eine Untersuchung in einem Landeskrankenhaus kommt zu dem Ergebnis, daß eine durch die Haft erklärbare Psychose (sog. Haftpsychose) bestehe, aber keine primäre Geisteskrankheit im Sinne einer paranoiden Schizophrenie. Ein späterer klinischer Befund drückt sich in dieser Hinsicht vorsichtiger aus und stellt Psychose mit paranoiden Wahnideen fest, ohne sich auf Schizophrenie festzulegen. Klinische Behandlungsbedürftigkeit wird festgestellt.

Strukturell fällt hier vorerst die abnorme Verstimmbarkeit und Reizbarkeit besonders unter Alkoholeinfluß auf. Die dabei sichtbar werdende Neigung zu grob brutalen Tätlichkeiten und sexueller Triebhaftigkeit mit Gewaltanwendung gehört auch hierher. Die fehlende Nachweisbarkeit einer frühkindlichen Hirnschädigung anläßlich eines Sturzes aus ca. 2 m Höhe bedeutet nicht, daß ein entsprechender Schaden nicht besteht, sondern lediglich, daß er mit den angewandten Mitteln nicht nachgewiesen werden konnte. Auch der Nachweis einer fehlenden Alkoholintoleranz beweist nicht den Ausschluß aller, sondern lediglich einer von mehreren Möglichkeiten im Bereich toxischer Einwirkungen auf das Zentralnervensystem. Die Alltagserscheinung des Patienten erklärt weder die unglaubliche Brutalität noch die Nachdrücklichkeit seiner durch Sexualfrustration bedingten Aggressivität. Das Vorhandensein seiner realitätsbezogenen Bewußtheit (Besonnenheit) über den Tatablauf hinweg ist kein gültiges Argument für den Umkehrschluß, es habe also „Normalfunktion" vorgelegen. Es liegt vielmehr die Vermutung nahe, der Täter habe sich in einem Ausnahmezustand befunden, den er durch Alkoholgenuß selbst herbeigeführt hat, allerdings ohne Zielsetzung auf die Tat hin. Die Art der Abweichung vom Normalzustand entscheidet letztlich über die hier nicht zur Diskussion stehende Frage der Zurechnungsfähigkeit. Der Gutachter beschränkt sich darauf festzuhalten, der Zustand sei nicht krankhaft oder krankheitsbedingt. Er sagt nicht, der Täter sei funktionell normal gewesen. Die Diskrepanz zwischen kriminalisierender und pathologisierender Normativität wird hier wie eine Nahtstelle sichtbar. Die nachfolgenden Feststellungen im jahrelangen Strafvollzug deuten darauf hin, daß der regressionsfördernde Einfluß der langjährigen Haft die affektiv-emotional gestörte Tiefenpersönlichkeit zunehmend sichtbar werden ließ. Das Auftreten von Wahnideen und psychotisch anmutenden Verhaltensstörungen wird zunächst als Haftreaktion interpretiert. Die später festgestellte „echte" Psychose stellt im nachhinein die ganze Problematik eines fragmentarisierenden Fachdenkens ins volle, schiefe Licht. Wenn am Schluß einer psychopathologischen Entwicklung, die über viele Jahre gedauert hat, eine ausgewachsene, paranoide Psychose steht, dann kann sie nicht als Haftreaktion begonnen haben. Zu derartigen, leider viel zu häufig vorkommenden Fehlschlüssen gelangen Psychiater mit ungenügender Untersuchungskompetenz oder dem berüchtigten psychiatrischen „Gerichtsdienerkomplex" und Richter, die nicht rechtzeitig erkennen, wie unzuverlässig sie beraten werden. Der objektive Schaden in solchen Fällen ist bescheiden, weil der Aufenthalt im Landeskrankenhaus nicht viel erfreulicher ist als derjenige im Gefängnis. Im vorliegenden Fall könnte aber ein Mangel in der psychiatrischen Behandlung eine ernsthafte Konsequenz für die ungünstige Entwicklung der Krankheit gehabt haben (Chronifizierung und Defektbildung).

Inhaltlich fällt von Anfang an das Fehlen einer spezifischen Motivation dieser Straftat auf. Alkoholisierung ist keine Motivation, die daraus resultierende allgemeine Übererregtheit und sexuelle Enthemmung ebenfalls nicht. Die Untat steht ereignishaft sinn-, plan- und ziellos im Raum. Durchbrüche dieser Art werden vom Täter im nachhinein oft persönlichkeitsfremd erlebt und unter besonderen Umständen als Fremdbeeinflussung verarbeitet. Das späte Auftreten der Wahnideen kann auf eine Verselbständigung einer derartigen Entwicklung hindeuten und damit die Diagnose Schizophrenie unsicher machen, aber nicht das Vorliegen einer Psychose. Pathogenese, Tatverarbeitung und Krankheitszustand verlangen eine differenziertere Langzeitdiagnostik und Biographie.

Gefährlichkeit: Bis zu der in Rede stehenden Tat zeichnete sich eine alltagskriminelle Karriere mit dem Übergang von kleinen Diebstählen zu Einbrüchen ab. Sein Tötungs- und Vergewaltigungsdelikt steht nicht in einer direkten kriminogenetischen Entwicklung zu den vorausgegangenen Taten. Der zerstörerische und tötende, mit Vergewaltigung verbundene Gewaltausbruch erfolgt nicht im Dämmerzustand, sondern unter Alkoholeinfluß, wiederholt sich also nicht als Krankheitssymptom, sondern als Folge von Trunkenheit, wobei keineswegs gesagt sein soll, daß sich inhaltlich ähnliche Tatabläufe voraussagen ließen. Feststeht hingegen, daß Ausbrüche von Wut, Tätlichkeit und Gewalt unter Alkoholeinfluß jederzeit möglich sind. Die notwendige soziale Überwachung und medikamentöse Behandlung muß sich demnach auf die kurzfristig mögliche Alkoholisierungsgefahr einstellen und gleichzeitig in Betracht ziehen, daß antipsychotische Medikamente in Verbindung mit Alkohol bereits in kleinen Mengen zu unberechenbaren Folgen führen können.

Fallskizze 10

Ein 17jähriges Mädchen, das schon im Erziehungsbereich durch eine komplikationsreiche Entwicklung aufgefallen ist, schreibt mit verfälschter Kinderhandschrift Drohbriefe gegen sich selbst mit dem Inhalt, daß man sie umbringen wolle. Sie sorgt dafür, daß die Zettel gefunden werden, ohne damit besondere Beachtung zu erreichen. Daraufhin legt sie zuerst kleine Brände an Vorhängen und Teppichen, die leicht gelöscht werden können. Ihre Täterschaft weist sie weit von sich. Die Aufklärung erfolgt erst, nachdem es zu einem richtigen Hausbrand mit erheblichem Sachwertschaden gekommen ist.

Die Patientin leugnet hartnäckig und langfristig ihre Täterschaft. Während der Untersuchung wird sie anorektisch, d.h. sie verweigert jegliche Nahrungsaufnahme, eine Haltung, die im Gegensatz zu ihren normalen, übermäßigen Eßgewohnheiten steht, die auch dazu geführt haben, daß sie viel zu dick ist. Zudem ist sie Daumenlutscherin und Nägelbeißerin. Kontaktarmut charakterisiert ihr Sozialverhalten. In der Schule ist sie isoliert, findet aber zu Mutter und Großmutter eine tragende Beziehung. Konfrontation mit dem Brandstiftungstatbestand löst eine stuporöse Dämmerattacke aus mit Amnesie, welche das Verbalgeständnis verhindert und gleichzeitig die Beweisführung bestätigt.

Strukturell zeigt sich hier ein einfaches Bild symbolhafter Aussage, genauer gesagt, Handlung anstelle von Worten. Ereignisse werden in den Raum gestellt und sollen als Signale wirken. Die Akteurin denkt sich das nicht im logisch-verbalisierten Sinne, sondern es geschieht etwas im Kern völlig Irrationales in ihr, das sie in die Wirklichkeit hinein mangels Worten symbolhaft als Signal wirksam werden läßt. Die Tendenz, nach außen zur Geltung zu gelangen, hat bekanntlich den Gegenläufer, sich schamhaft zu verbergen, sich zu tarnen und nicht aufzufallen. Die Ambitendenz beider Funktionsrichtungen führt psychisch in den *Jammer.*

Unsere Patientin zeigt von diesen beiden Erscheinungen sehr deutlich die erste, das Sich-zur-Geltung-Bringen durch Setzen von Signalen (Brandstiftungen), gleichzeitig die zweite in Form des Sichverbergens durch versuchte Irreführung der Aufklärung, verpackt in wahnhafter Verfolgungsangst (nichtparanoider Art). Der Jammer im realen Sinn des Begriffs bleibt hintergründig versteckt als unbewußtes Bedürfnis nach Aufmerksamkeit.

Inhaltlich zeigt ein pubertär-neurotisches, hysteriform veranlagtes Mädchen im sozialen Bereich „kriminelle Symptome“ (Brandstiftung). Vom Unbewußten her gesehen, heißt das Signal: „Ihr müßt mich lieben“ (Hysteriker sind Neurotiker der Liebe). Obwohl der Weg zur Verwirklichung dieses Anspruchs rational nicht einzusehen ist, wird er von der Patientin verwirklicht ohne Rücksicht auf Gefahren und Konsequenzen, weil das Unbewußte nicht in rationalen Ordnungen „denkt“.

Dem abnormen Einverleibungsanspruch (Freßsucht) steht dessen Negation gegenüber in der Symptomatik der Anorexie. Letztere ist kein Hungerstreik im Sinne einer Protestaktion, sondern ein aus der Psychodynamik dieses infantil entwicklungsgestörten Kindes erklärbares Phänomen. Das relativ kurzfristige Auftreten der Anorexie läßt diese im vorliegenden Fall als Gegenläufer der Freßsucht als Intervall erscheinen und nicht als Anorexia nervosa im Sinne des klassischen

Krankheitsbildes. Es kommt deshalb auch nicht zu einer Magersucht, sondern nur zu einer vorübergehenden Gewichtsabnahme.

Gefährlichkeit: Sie ist beschränkt auf den demonstrativen Einsatz der gewählten Signal- und Zeichensetzung, die sich wie im Beispiel wiederholen kann. Weil der unbewußte Liebesanspruch und der Umweg über hysteriforme Symptome des Geltendmachens nicht direkt verstehbar sind, verzögert sich „die Antwort" automatisch. Neurotische Symptome sind nicht selbstverständlicherweise verstehbar, auch wenn sie im nachhinein relativ leicht zu erklären sind.

Größere Gefahren im Zusammenhang mit hysteriformen Reaktionen entstehen meist erst über das zufällig vorhandene Werkzeug, z. B. Schußwaffen, Sprengkörper, Gifte, Gase und, wie gehabt, Feuer. Obwohl vom Resultat her möglicherweise gefährlichkeitsähnlich, ist doch der Gesichtspunkt des Signalfeuers von demjenigen des Niederbrennenwollens (im Sinne der „verbrannten Erde") auch psychopathologisch zu trennen. Der Zerstörung liegt der Ich-psychologische Negationsanspruch gegenüber dem Gegenstand zugrunde. Dies ist hier nicht der Fall. Das Signal ruft nach Hilfe. Deshalb kann auch bei Tatähnlichkeit völlige Sinnverschiedenheit bestehen. Einseitige Orientierung an der Tat kann über vermeintliche Tatbestandsbegründung zu sinnwidriger Tatbestandsmäßigkeit führen und von dort direkt ins juristische Fehlurteil. Auch sehr schnell möglicher Symptomwandel kann das Bild überraschend verändern. Aggressive Nebenkomponenten, v. a. meist ziellose, aber anfallsartig überraschende Tätlichkeiten, können eine unberechenbare Gefährlichkeit begründen. Durch plötzliche Wendung aggressiver Impulse gegen sich selbst sind auch demonstrative Selbstmordversuche an der Tagesordnung. Das ganze Spektrum der Hysteriformen bleibt unberechenbar, verlangt nüchterne Aufmerksamkeit und Zuwendung unter Vermeidung jeglicher Gegendemonstration. Es ist meist nicht einfach, das im Gang befindliche „Melodrama" abzubrechen, ohne miteinbezogen zu werden.

Fallskizze 11

In einem ländlich abgelegenen Bezirk werden im Laufe mehrerer Monate wertvolle Zuchtstiere getötet. Ein unbekannter Täter gibt den Tieren auf der Weide Äpfel zu fressen, die mit Nägeln gespickt sind. Durch Perforationen im Darm sterben die Tiere. Vom Täter fehlt vorerst jede Spur. Verschiedene Beziehungs- und Rachehypothesen lassen sich nicht bestätigen. Erst eine organisierte Überwachung der überlebenden Tiere in entsprechendem Umkreis führt zur Festnahme des Täters. Es handelt sich um einen völlig isoliert als Einzelgänger lebenden 30jährigen Mann mit leicht unterdurchschnittlicher Intelligenz, von Beruf Fahrradmechaniker, meist ohne regelmäßige Arbeit, aber auffällig seiner kleinen Kaninchenzucht zugewandt. Die Kaninchen sind seine „heiligen Tiere", seine Liebe und sein Stolz. Er hat nie welche geschlachtet, sondern allenfalls verschenkt oder gegen Brauchbares getauscht.

Strukturell zeigt sich hier eine einfache Form der Verdoppelung. Der Täter lebt zwei Leben. Das erste, seine Liebe, gilt den Kaninchen, das zweite, sein Haß und seine dazugehörige Aggressivität, gilt den Zuchtstieren. Sozusagen symbolgerecht teilt sich demnach sein einfaches Triebleben auf animalistischer Stufe auf. Ohne Legierung von Liebe und Haß entstehen zwei für sich isolierte Trieb- und Affektwelten, in denen jeweils Tierarten als fetischistisch-exklusive Triebziele figurieren. Vorerst sichtbar bleibt von der Verdoppelung nur der liebe, gutmütige Täter, als Kaninchenfreund tierlieb bekannt. Der aggressive Stierfeind mit seiner perfiden Tötungstechnik bleibt unsichtbar im Hintergrund. Das Stichwort „Besessenheit von Ambitendenzen" drängt sich auf, ebenso das Konzept von „Vordergrund und Hintergrund", wobei offen bleibt, ob der Täter seine beiden Strebungen gleichzeitig im Bewußtsein getragen hat oder im Sinne der „Triebdrehbühne" alternativ. Die Alltagsexistenz des Kaninchenfreundes, welche dem Geheimdasein des Stiertöters gegenübersteht, wobei beide Befriedigungsarten realisiert werden, spricht für „Verdoppelung des Bewußtseins". Der Täter verfolgt sozusagen von seinem Kaninchenalltag aus seine stierfeindlichen Pläne bis zur entsprechend schwer entdeckbaren Verwirklichung. Die Struktur dieses Falles ist Modell für viele inhaltlich anders liegende Fälle, bei welchen ebenfalls fetischistisch bedingte Triebziele verfolgt werden.

Inhaltlich stellt sich die Frage nach der jeweiligen Symbolik der Triebziele und ihrer fetischistischen Triebbesetzung. Juristischerseits wird häufig diese fetischistisch-exklusive Seite nicht genügend gesehen, die sehr weitgehen kann: Frauen mit Perlenhalsband werden erwürgt, Kinder mit rotem Halstuch erdrosselt. Auch Körperdetails können genügen: blaue Augen, Kraushaare, blonde Zöpfe, ein praller Hintern ebenso wie Schielen, Schweißgeruch oder Sommersprossen. Die Schlüssel sind auf diesem Gebiet so zahlreich wie im technischen Schlüsselservice. Der Fetischismus braucht nicht in die Kriminalität zu führen, häufig sind skurrile Doppelexistenzformen ohne Kriminalitätswert (Sammler von Briefmarken, Preziosen, Damenhöschen usw.).

Gefährlichkeit: Sie hängt vom jeweiligen Inhalt des Triebziels ab, von der zugehörigen, fixierten Affektbesetzung und der Qualität der Durchführung des möglicherweise damit verbundenen Straftatbestandes. Die Verdoppelung tarnt, ermöglicht Aufschub des Tatvollzugs und Vorbereitung des Ablaufs bis ins Detail. Das Fehlen von Beziehungsmotiven innerhalb der Tatumwelt erschwert die Aufklärung derartig strukturierter Delikte ungeheuer, weil das Motiv eben „täterpersönlichkeitsintern" in einem fetischistischen Komplex verpackt ist. Andererseits ändern derartige Täter ihr Triebziel nicht, weil sie eigentlich zu den Perversen gehören. Einmal bekannt, findet man sie sofort aufgrund ihrer spezifischen Visitenkarte, im zitierten Beispiel ein Zuchtstier.

Psychopathologisch gesehen handelt es sich trotz der frappanten Verdoppelung meist nicht um Schizophrene, weil die desintegrative Ich-Störung sowohl strukturell als auch inhaltlich weitgehend fehlt, d.h. auf den fetischistischen Komplex beschränkt bleibt. Es handelt sich sozusagen um ein umschriebenes Verrücktsein „ohne" Psychose oder umgekehrt um eine „Minipsychose" innerhalb einer integrierten Persönlichkeit. Soweit in einer Perversion Zwang in Frage kommt in Form eines Zeremoniells, verläuft der biographische Längsschnitt annähernd stereotyp. Ein langjähriges Wiederholen, Verbessern und Kultivieren zeigt keine psychotisch bedeutsamen Prozeßsymptome. Lebensphasen können altersbedingte Veränderungen der Häufigkeit, Gefährlichkeit und Ausdrucksform begründen, in Analogie zur Lebensstilveränderung der sog. Normalen.

Fallskizze 12

Eine 40jährige Aushilfsserviererin wird wiederholt beschuldigt und überführt, Eßbesteckteile gestohlen und dadurch ihre Arbeitgeber geschädigt zu haben. Nach jeweils kurzem Leugnen gibt sie die Taten weinend und offensichtlich schmerzerfüllt zu. Teilweise erfolgt Rückgabe des Diebesgutes, Geld- und Freiheitsstrafen auf Bewährung beginnen ihr Strafregister zu füllen. Der soziale Leumund der Täterin ist im übrigen völlig unauffällig. Sie kommt ihren Zahlungsverpflichtungen regelmäßig nach und lebt isoliert ohne Bekannte in ihrem peinlich ordentlichen Studiozimmer. Der einzige Makel dieser harmlosen Person scheint wirklich nur von diesen „Besteckgeschichten" auszugehen.

Anläßlich eines erneuten Rückfalls überprüft ein Polizeibeamter den Sachverhalt etwas genauer, und dabei fällt ihm auf, daß unsere Patientin jeweils nur Löffel stiehlt, und zwar ausschließlich silberne bzw. versilberte. Bei der nachfolgenden Wohnungsdurchsuchung wird eine ganze Sammlung verschiedenster Silberlöffel entdeckt. Der Abtransport der Löffelsammlung löst bei der Patientin einen derartigen Erregungszustand mit Schreien und Toben sowie verbalen Angriffen - aber ohne Handgreiflichkeit - aus, daß Einweisung in eine psychiatrische Klinik erfolgt. Beruhigung tritt bald ein und Internierung ist nicht längerfristig nötig.

Strukturell zeigt diese Löffelgeschichte einen klassischen Fetischismus, der auf primitiver Verhaltensstufe mit „Stehlen" und Sammeln (um des Habens willen) verbunden ist. Der Fetisch Silberlöffel wirkt jeweils als verführender Reiz, der den stereotypen Tatablauf auslöst. Verwertung der Beute findet bezeichnenderweise nicht statt. Der „Nutzen" ist, ökonomisch gesehen, nicht erkennbar, er liegt in der fetischistischen Triebbefriedigung der Patientin. Auch bei ihr lassen sich Verdoppelungsphänomene feststellen, das biedere, brave ältere Mädchen einerseits und die „Diebin" andererseits, die völlig abgegrenzt kleptoman stiehlt. Spezialisierend ist dazu noch zu sagen, daß nicht das Stehlen als solches den lustvollen Befriedigungsvorgang darstellt, zumindest nicht allein, sondern das *Inbesitzhaben*. Die Ereigniskette lautet: optisch erfassen, „behändigen", mitnehmen, aufbewahren. Der vorerst nicht erkennbare triebhafte Ablauf erhellt sich aus der Irrationalität und scheinbaren Zwecklosigkeit des nicht Besteck-, sondern ausschließlichen Löffelstehlens. Gegenüber rein kleptomanischer Reaktion liegt das Schwergewicht beim Haben (Analität) und nicht beim Greifen (Manualität).

Inhaltlich gilt es den Fetisch Löffel als Symbol zu sehen und zu verstehen. Kleinkinder im 1. und 2. Lebensjahr werden mit dem Löffel gefüttert und wünschen sich oft einen besonderen Löffel. Diese frühe Objektbeziehung, verbunden mit lustvoller Oralität des Gefüttertwerdens in einer entwicklungspsychologisch gesehen hyperintrojektiven Phase, führt leicht einsehbar zu Prägungen, welche sozusagen stempelwirksam sind. Schlüsselartig stereotyp bleiben sie u. U. lebenszeitlich im Sinne eines symbolischen Rituals verhaltensbestimmend. Das Symbol selbst wirkt als „Pars pro toto" für eine frühinfantil fixierte Lustform und deren Befriedigung.

Gefährlichkeit: Sie ist in diesem Fall einer Form von reiner Rückfallkleinkriminalität ohne Variationsbreite klar einzugrenzen. Therapie und andere Maßnahmen bleiben schwierig, sofern sie der „Schwere" angemessen bleiben sollen. Internierung bringt außer Kosten nichts. Betreuende Fürsorgekontrollen könnten die Symptomatik bremsen, aber bestimmt den Fetischismus nicht heilen.

Fallskizze 13

Eine beruflich tadellos qualifizierte Krankenschwester wird der Entwendung von Oberkleidern ihrer von ihr bewunderten Oberschwester verdächtigt. Es gelingt nicht, sie zu überführen, aber die Entwendungen hören auf, als die betreffende Schwester versetzt wird. Scheinbar wissen alle, wer es war, obwohl nichts bewiesen ist. Diese Krankenschwester heiratet einige Zeit später einen erfolgreichen jungen Mann, der als Einzelkind das Lebenszentrum seiner Mutter darstellt. Die jungen Eheleute sind mit allem ausgestattet, was an Einrichtung statusgerecht möglich ist. Die Ehefrau arbeitet gelegentlich noch aushilfsweise als Krankenschwester. Im übrigen hat sie neben ihrer Haushaltsführung viel Zeit. Der Ehemann verwendet seine relativ spärliche Freizeit für Besuche bei seiner Mutter, mit welcher die Schwiegertochter formal störungsfrei zurechtkommt.

Eines Tages fehlt der Schwiegermutter ein wertvolles Kollier, welches ihr von ihrem Sohn als Geschenk zum 50. Geburtstag verehrt worden war. Die Mutter ist ganz sicher, daß vor dem Besuch ihrer Schwiegertochter am vorangegangenen Sonntag das Kollier noch vorhanden war und seither keine Drittperson ihre Wohnung betreten hat. Verlierer und Verlegen sind der Mutter zwar bekannte Fehlleistungen, aber derart unauffindbar kann das Kollier nicht sein. Verdacht kommt auf. Sie wagt diesen vorerst nicht zu äußern, auch dem Sohn gegenüber nicht. Sie erstattet auch keine Verlustanzeige bei ihrer Versicherung.

Einige Zeit später entwendet unsere Patientin in einem Modegeschäft ein Kleid, das ihr an einer Schaufensterpuppe gefallen hat, ohne dingfest gemacht zu werden.

Das Ehepaar unterhält gesellschaftliche Beziehungen zu einer sehr attraktiven jungen Frau, die im oberen Stockwerk mit ihrem grundschulpflichtigen Sohn allein lebt. Diese Dame, im Werbegeschäft tätig, imponiert unserer kleinbürgerlich strukturierten Patientin ungeheuer. Ihre Bewunderung überflutet sogar eine gewisse Eifersucht, der aber kein handfester Befund auf seiten des Ehemannes entspricht. Diese Dame „von oben" hat die Gewohnheit, ihren Wohnungschlüssel im Gepäckfach ihres Briefkastens zu deponieren, damit ihr Sohn, wenn er aus der Schule kommt, die Wohnung betreten kann. Dieser Sachverhalt ist unserer Patientin bekannt. In einem spontanen Impuls verschafft sie sich eines Tages Zugang zur Wohnung ihrer „Noch-nicht-Rivalin" und findet dort frei umherliegend einen Tausenderschein nebst Kleingeld. Ohne weitere Durchsuchung verläßt sie die Wohnung wieder mit ihrer Beute und bringt den Schlüssel zurück.

Anderntags wird sie bereits von der Polizei ins Verhör genommen, aber ohne Erfolg. Nach 3 Tagen erfolgt ein neues Verhör mit gezieltem psychologischem Druck, ebenfalls ohne Erfolg. Unsere Patientin bleibt dabei, sie wisse von nichts. Weitere 3 Tage später, als die Polizei bereits weniger naheliegende Spuren verfolgt, meldet sich unsere Patientin spontan bei der Polizei und legt ein umfassendes

Geständnis ab. Dies auch über Dinge, von denen die Polizei noch gar nichts weiß, vom gestohlenen Kleid, dem Kollier der Schwiegermutter bis zu den Taten aus der Zeit ihrer Schwesterntätigkeit. Der sog. Schaden wird vom Ehemann sofort beglichen, aber damit die ausgebrochene Ehekrise nicht behoben.

Strukturell handelt es sich hier vordergründig und damit auch charakterologisch um eine zwanghaft zuverlässige, peinlich exakte und saubere Person. Sie wäre das Muster einer perfekten Krankenschwester, wenn sie ihre Eigentumsdelinquenz weglassen könnte. Dies kann sie offensichtlich nicht. Dranghaft, d.h. trieb- und affektgesteuert, brechen bei ihr kurzschlüssige, meist von Umweltreizen ausgelöste Impulse zu Eigentumsdelinquenz durch, die in krassem Widerspruch zu ihrer korrekten Alltagsexistenz stehen. Sie stiehlt der bewunderten Oberschwester nicht einfach Kleidungsstücke, sondern sie schlüpft auf diesem Wege sozusagen in sie hinein, eine sehr häufige Form unbewußter Identifikation, die mehr mit Liebe zu tun hat als mit aggressiver Wegnahme eines vom Opfer geliebten Gegenstandes. Dies könnte beim Halsband der Schwiegermutter der Fall gewesen sein und für die neurotisch ambivalente und ambitendente Struktur der Patientin im Bereich von Liebe und Aggression sprechen. Unbewußte Identifikation mit der Schwiegermutter, welcher nach wie vor die unbewußte Liebe des Sohnes und Ehemannes der Patientin gehört, kann durchaus zu einer „Pars pro toto"-Bemächtigung anhand des Halsbandes führen, obwohl derartige neurotische Vorgänge leider selten in die juristische Bewertung einfließen.

Das Rivalitätsproblem gegenüber der Hausnachbarin führt zur analogen Wegnahme eines beträchtlichen Geldbetrages, d.h. Beeinträchtigung der beneideten, schönen Nachbarin. Weniger deutlich und schwieriger einzuordnen ist der Kleiderdiebstahl in dem Modegeschäft, der durch eine hübsche Schaufensterpuppe ausgelöst wurde. Die Tatsache, daß ein derartiges totes Abstraktum, im Gegensatz zur Kleidung der Oberschwester, eine „Einschlüpfreaktion" aus Identifikationsbedürfnis auslöst, spricht für eine realitätsgestörte Objektbeziehung mit Symbolqualität. Die finanziell gut ausgestattete Patientin hatte keinen radionalen Grund zur widerrechtlichen Wegnahme des Kleides. Auch irrationale Betrachtungsweisen führen zur bloßen Feststellung eines schwer erklärbaren Symptoms. Die Abstraktheit dieses im Gegensatz zu den anderen Delikten nicht personalgebundenen Delikts spricht für eine präpsychotische Reaktion im Sinne eines akuten Aussetzens der eigenen bewußten, zwanghaften Ordnungsstruktur zugunsten einer dranghaft-anfallsförmigen Selbstbedienung.

Inhaltlich täuscht das vielseitige, bunte Bild der neurotischen Delinquenz eine besondere Qualität vor. Diese wird durch von außen wirksame Reize, oft zufälliger Art, unvorhersehbar variiert. Die im Rahmen von infantilen Liebesansprüchen einerseits und aggressiven Haß- und Neidreaktionen andererseits dranghaft durchbrechenden Impulse bei einer hintergründig hysteriformen und vordergründig zwanghaften Person erklären teilweise diese in die Lebenswirklichkeit projizierte Form des Einbruchs in die (Zwangs-)Ordnung und ihre Wiederherstellung durch die eigene Person (Geständnis).

Gefährlichkeit: Sie ist weitgehend persönlichkeitsspezifisch. Die Delikte haben in hohem Maße Symptomwert. Sie zeigen weder Stereotypie noch Wiederholungszwang oder Zeremoniell. Die Patientin ist behandelbar und heilbar.

Fallskizze 14

Ein qualifizierter Handwerker in der Schweiz unterhält eine intime Beziehung zu einer Serviererin in seinem Stammlokal. Wie ein Wachhund sitzt er ständig dort, soweit beruflich möglich, kontrolliert jeden ihrer Schritte und reagiert mit maßloser Eifersucht teils auf seine eigenen Vermutungen, teils auf äußere, für ihn nicht überprüfbare Anlässe. Er droht seit Wochen ihr gegenüber und vor seinen Stammtischkollegen, er werde sie kaputtmachen, umlegen usw., wenn sie ihn betrügen würde. Das sich derart abzeichnende Opfer reagiert leger auf diese Attacken, nicht zuletzt weil sie Derartiges gewöhnt ist und nicht allzu ernst nimmt.

Eines Tages, als sich der eifersüchtige Liebhaber endlich in die Gewißheit gesteigert hat, von seiner Freundin betrogen zu werden, lauert er ihr auf dem Arbeitsweg auf und erschießt sie mit einer Handfeuerwaffe. Die schwerverletzt am Boden Liegende geht er nochmals an, hält seinen Fuß auf ihren Körper und gibt ihr einen „Fangschuß" ins Herz. Anschließend stellt er sich der Polizei.

Eine eingeleitete psychiatrische Untersuchung ergibt eine sog. larvierte Epilepsie, d.h. eine Form, die nach außen ohne besondere Untersuchungen nicht in Erscheinung tritt bzw. nicht erkennbar ist. Das Gericht verurteilt den Täter zu 11 Jahren Freiheitsstrafe, erkennt auf verminderte Zurechnungsfähigkeit und ordnet zeitlich unbefristeten Aufenthalt in einer psychiatrischen Klinik an. Dort wird die Geschichte sozusagen sprichwörtlich aufgearbeitet, und die Ärzte kommen immer stärker zur Überzeugung, es handele sich um ein ganz spezifisch-einmaliges paranoisches oder paranoides Tatbild bei einem zwar Anfallskranken, der aber anstelle der Anfälle im üblichen Sinne inhaltlich eifersüchtige Motive potentiell auflade und in aggressiver Form nach außen unter Gewaltanwendung entlade. Dabei sei zu beachten, daß sich diese Aggression nur gegen intim nahestehende Personen wende unter erkennbarer Eifersuchtsreaktion des Patienten. Dieser wird zuerst probeweise als Nachtpatient zur Arbeit tagsüber freigestellt und bewährt sich tadellos.

Nach Monaten wird aufgrund der psychiatrischen Bewährung und sehr ernsthaften Beurteilung des Falles eine administrative Freistellung gewährt. Der Patient kann sein weiteres Leben ohne Einschränkung führen. Über Jahre verläuft alles unauffällig: keine Kontrollen, keine Medikation, tadelloser Arbeitsleumund, beste Referenzen.

Nach vielen Jahren meldet sich in der psychiatrischen Klinik ein Arbeitskollege unseres Patienten und erklärt, es sei jetzt wieder alles genau gleich wie damals. Er drohe gegenüber seiner Freundin, sie umzubringen, und seine Eifersucht sei nicht zu beeinflussen.

Der alarmierte „Krisenstab" der Klinik nimmt sofort Verbindung zur Staatsanwaltschaft auf, welche nach kurzer Frist mitteilt, der Patient sei ein freier Mann und wenn man jeden Schweizer einsperren wollte, der am Biertisch äußere, jemanden umbringen zu wollen, würde das Land wohl aussterben. Nach langen Kontroversen gelangt die psychiatrische Konferenz zum Schluß, daß sie selbst handeln muß, um das Leben der „neuen Freundin“ zu retten. Da sie Ausländerin ist, wird ihr nach völliger Aufklärung über die zurückliegenden Vorgänge empfohlen, ohne Adresse sofort zu verschwinden. Die Rettungsmaßnahme gelingt.

Strukturell präsentiert sich dieser Fall als klassisches Anfallsleiden, charakterisiert durch Aufstauung grober Affekte (Eifersucht) und deren anfallsförmige Entladung. Grobe Affekte sind, von ihrem Antrieb her gesehen, aggressionsgeladene und -gesteuerte Potentiale. Ihre Entladung zeigt daher freigesetzte Aggressionen, d. h. Verletzung, Vernichtung, Tötung, Zerstörung und ganz allgemein Negation dessen, was da ist. Haß, Neid, Eifersucht, Wut sowie gewisse Formen des Sichverfolgtfühlens und Beleidigtseins können die anfallsförmige Struktur sozusagen als Schiene benützen, auf der sie ablaufen im breiten Spektrum zwischen Fremd- und Selbstgefährlichkeit.

Die Grundlage dieser Reaktionsweise beruht in den meisten Fällen auf einer Variante oder sogar Krankheit des Zentralnervensystems, speziell des Gehirns, dessen verschiedene Zonen spezifische Formen der anfallsförmigen Abläufe begründen, die wiederum inhaltlich verschieden erscheinen. Es kann sich um motorische oder sinnesphysiologische (optische, haptische, akustische, geschmackliche oder geruchsempfindliche) Fehlwahrnehmungen handeln. Die Schienen, auf welchen der Anfall abläuft, bleiben gleich. Für die Frage nach Krankheit, Abartigkeit oder Gesundheit bleibt daher in erster Linie die anfallsförmige Struktur zu untersuchen.

Inhaltliche Varianten können den jeweiligen Erscheinungsbildern völlig unvergleichbare Qualität verleihen, vom Stimmenhören bis zur deutlichen Wahrnehmung von Gerüchen, vom gewöhnlichen Wutanfall mit Beschimpfung oder scheinbar beleidigtem Ausreißen bis zur plötzlichen Totschlagshandlung aus Eifersucht. Die epileptiforme Grundstruktur läßt auf vielen Geleisen die verschiedensten Züge fahren.

Gefährlichkeit: Sie läßt sich aufgrund des oben Gesagten nicht einfach aus dem Befund Epilepsie ableiten oder aus dessen vielleicht nicht objektivierbarer Vermutung. Nötig ist eine doppelte Vermutung. Einerseits muß die Bedeutung der anfallsförmigen Struktur in die Überlegungen einbezogen werden und andererseits die spezielle inhaltliche Variante. Erst die gesamthafte Beurteilung von Struktur auf allen diagnostischen Ebenen und Inhalten in allen Lebensbereichen (soweit erfaßbar) ergibt eine Beurteilungsmöglichkeit der Gefährlichkeit über den Querschnitt hinaus in den viel zuverlässigeren Längsschnitt.

Unser im Normalzustand durchaus ungefährlicher Mitmensch wird unter bestimmten und inzwischen voraussehbaren Bedingungen unmittelbar lebensgefährlich für „Nächststehende“. Die Bedingungen der Gefährlichkeit werden rechtzeitig erkannt und die Gefahr durch private Initiative abgewendet.

Fallskizze 15

Ein unbescholtener Schweizer Kraftfahrzeugfahrer im Langstreckenverkehr führt seit ein paar Jahren eine „Problemehe“ mit einer provokativ hysteriformen Frau, die aus vielschichtigen neurotischen, unkontrollierten und nicht integrierten Verhaltensweisen nicht herauskommt, ohne im klinischen Sinne „geisteskrank“ zu sein. Der Kraftfahrer neigt zu massiver Eifersucht. Seine Frau stimuliert ihn in dieser Richtung, ohne ihn wirklich zu betrügen, bis zu schwersten Erregungszuständen. Er wird gelegentlich auch tätlich, ohne beachtliche Körperverletzungen zu bewirken. Seine Frau demonstriert ihre blauen Flecken bei den Nachbarn und kompromittiert sein Selbstverständnis bis zur Verunsicherung in zunehmendem Maße. Da der Kraftfahrer aus beruflichen Gründen manche Tage abwesend ist, hat er einerseits viel Zeit, seinen eifersüchtigen Vermutungen und Phantasien nachzuhängen, und andererseits staut er Rachegefühle auf. Er beschließt ganz bewußt, seine Frau, die er eifersüchtig und d.h. habsüchtig liebt, umzubringen. Über einen Freund (Drogeriegehilfe) verschafft er sich größere Mengen von Rattengift, um seine Frau unauffällig zu vergiften. Dies teilt er seinem Freund nicht mit. Er bleibt mit seinem Plan allein. Das Gift wird von ihm im Keller versteckt, findet aber keine Verwendung, weil sich unerwartet folgender außerplanmäßige Ablauf der Dinge einstellt. Als er eines Tages von der Arbeit zurückkehrt, provoziert ihn seine Frau mit grob verbalen, erniedrigenden Bemerkungen und steigert damit seine aggressive Verstimmtheit zur akuten Wut. Er geht ins Nebenzimmer und holt seinen Armeekarabiner, lädt durch und will damit seine Frau in ihrem Zimmer erschießen. Diese hat ihrerseits gemerkt, was sich tut, und ihre Zimmertür verschlossen. Unser Patient drückt daraufhin die Tür in mehreren Anläufen gewaltsam auf. Als er mit der geladenen Waffe schußbereit im Zimmer steht, findet er seine Frau nicht vor, das Fenster zum Garten steht offen. Daraufhin dreht er spontan und unreflektiert den Karabiner gegen sich selbst und schießt sich durch die Brust. Das Ganze ereignet sich nicht weit von einer Klinik, in welche der Täter von Nachbarn sofort verbracht wird. Die notfallmäßige Operation rettet ihn. Die relativ kurze Rekonvaleszenz erlaubt zeitlich tatnahe Exploration.

Es stellt sich im Gespräch heraus, daß der übrigens nie angeklagte Patient zwar langfristige Tötungsabsichten gegenüber seiner Frau gehegt hat, aber nie daran dachte, sich selbst zu erschießen. Hinsichtlich seiner Frau hat er nichtgewalttätige Tötungsformen in Betracht gezogen (Gift). Der Einsatz des Karabiners erfolgte völlig kurzschlüssig, ohne Plan oder Vorbereitung: „Ich hab nur noch gedacht, ich mach sie kaputt, als mir der Karabiner in den Sinn kam. Als sie nicht mehr im Zimmer war, war für mich alles aus. Ich weiß eigentlich nicht, warum ich dann auf mich selbst geschossen habe. Aber jetzt ist es vorbei. Sie soll machen, was sie will“.

Strukturell kombinieren bzw. ersetzen sich in diesem Fall 2 verschiedene Systeme. Das erste entspricht einer wahnhaften Entwicklung, die unbewußt abläuft, aber im Bewußtsein grob aggressive Affekte mit tötender Gesinnung weckt. Dies führt zum Vergiftungsplan. Als zweites zeigt sich eine kurzschlüssig entstandene, von unmittelbaren Tötungsimpulsen getragene motorisch-aggressive Tätlichkeit, deren Tötungsziel plötzlich verschwunden ist und den Täter mit seiner anfallsförmig hoch aufgeladenen Aggression allein läßt. Die Entladung ist nicht mehr vermeidbar. Die

Zielumkehr, d.h. die Wendung der Aggression gegen die eigene Person, bringt die kurzschlüssige Lösung, die vermutlich in einem Zustand hochgradiger Einengung des Bewußtseins abläuft. Das erste, vorsätzlich geplante und vorbereitete Vergiftungsdelikt wird ersetzt durch ein kurzschlüssig konzipiertes Gewaltdelikt und dieses in einer 3. Phase zum kurzschlüssigen Suizidimpuls umgewandelt. Ein ursprünglich mentales Vorsatzdelikt wird somit ersetzt durch ein klassisches Totschlagsdelikt, dem plötzlich das Objekt fehlt und dessen Impulse sich in diesem Fall gegen die eigene Person wenden.

Inhaltlich wird eine lange Eifersuchtsgeschichte mit Kränkungen und Rachebedürfnissen aufgrund der vorgegebenen Anfallsstruktur letztlich umgewandelt in einen mißlungenen Selbstmordversuch, der typischerweise ebenfalls die Merkmale eines grob aggressiven und destruktiven Vernichtungsanfalls trägt. Die inhaltliche Szene wechselt in ihrer vielseitigen Dramatik. Die Abläufe regredieren von der bewußten Planung über eine kurzschlüssige Affekthandlung bis zur reinen Impulshandlung, die vom Täter noch registriert, aber nicht reflektiert, sondern ohne Stellungnahme vollzogen wird.

Gefährlichkeit: Sie sollte bei diesem Patienten unter dem Eindruck des Suizidversuchs nicht unterschätzt werden. Es war ein situativer Zufall, daß sich die Frau retten konnte. Wie der vorangegangene Fall zeigt, kann es zur Wiederherstellung einer ähnlichen Konstellation kommen, die zunächst nicht vorstellbar ist, an welche aber trotzdem gedacht werden muß, und dies über Jahre.

Literatur

Diese Arbeit hat ein derart großes Gebiet zum Gegenstand, daß eigentlich ein sehr umfangreiches Literaturverzeichnis folgen müßte. Sie wendet sich jedoch an den Praktiker, der lediglich an Literatur interessiert sein dürfte, über deren Lektüre er zu einer weiteren Vertiefung der angesprochenen Materie gelangen kann. Es wird daher vornehmlich (außer auf im Text zitierte) auf zusammenfassende Sekundärliteratur verwiesen.

Ansbacher HL, Ansbacher R (Hrsg) (1982) Alfred Adlers Individualpsychologie, 3. Aufl. Reinhardt, München

Bally G (1979) Einführung in die Psychoanalyse Sigmund Freuds, 12. Aufl. Rowohlt, Reinbeck, (TB)

Birnbaum K (1931) Kriminalpsychopathologie und psychobiologische Verbrecherkunde, 2., wesentlich erweiterte und verbesserte Aufl. Springer, Berlin

Bleuler E (1983) Lehrbuch der Psychiatrie, 15. Aufl. Neubearbeitet von Bleuler M. Springer, Berlin Heidelberg New York Tokyo

Ellenberger HF (1973) Die Entdeckung des Unbewußten, 2 Bde. Huber, Bern Stuttgart Wien

Göppinger H (1980) Kriminologie, 4. Aufl. Beck, München

Gschwind M (1969) Die Wertfunktion des Menschen. Hase & Koehler, Mainz

Gschwind M, Petersohn F, Rautenberg EC (1982) Die Beurteilung psychiatrischer Gutachten im Strafprozeß. Kohlhammer, Stuttgart Berlin Köln Mainz

Heiss R (1984) Allgemeine Tiefenpsychologie. Methoden, Probleme und Ergebnisse. Fischer, Frankfurt, (TB)

Huth W (1977) Die Schicksalsanalyse Leopold Szondis. In: Eicke (Hrsg) Die Psychologie des 20. Jahrhunderts, Bd III. Kindler, Zürich München, S 975 ff.

Huth W (1978) Wahl und Schicksal. Grundprinzipien und Kritik der Schicksalsanalyse von Leopold Szondi. Huber, Bern Stuttgart Wien

Jacobi J (1984) Die Psychologie von C. G. Jung. Eine Einführung in sein Gesamtwerk, 5. Aufl. Fischer, Frankfurt, (TB)

Janzarik W (1972) Forschungsrichtungen und Lehrmeinungen in der Psychiatrie: Geschichte, Gegenwart, forensische Bedeutung. In: Göppinger H, Witter H (Hrsg) Handbuch der forensischen Psychiatrie, Bd 1. Springer, Berlin Heidelberg New York, S 288 ff.

Mergen A (1978) Die Kriminologie. Eine systematische Darstellung, 2. Aufl. Vahlen, München

Meyer J-E (1961) Diagnostische Einteilung und Diagnosenschemata in der Psychiatrie. In: Gruhle HW, Jung R, Mayer-Gross W, Müller M (Hrsg) Psychiatrie der Gegenwart, Forschung und Praxis, Bd III. Springer, Berlin Göttingen Heidelberg, S 130 ff.

Neel AF (1983) Handbuch der psychologischen Theorien. Fischer, Frankfurt, (TB)

Schneider K (1980) Klinische Psychopathologie, 12. Aufl. Thieme, Stuttgart

Szondi L (1952) Triebpathologie, Bd 1. Huber, Bern

Szondi L (1978) Kain. Gestalten des Bösen, 2. Aufl. Huber, Bern Stuttgart Wien

Tölle R (1985) Psychiatrie, 7. überarb und erg Aufl. Springer, Berlin Heidelberg New York Tokyo

GPSR Compliance

The European Union's (EU) General Product Safety Regulation (GPSR) is a set of rules that requires consumer products to be safe and our obligations to ensure this.

If you have any concerns about our products, you can contact us on ProductSafety@springernature.com

In case Publisher is established outside the EU, the EU authorized representative is:

Springer Nature Customer Service Center GmbH
Europaplatz 3
69115 Heidelberg, Germany

Batch number: 10844827

Printed by Printforce, the Netherlands